百方图解

和解剂

补益剂

安神剂

开窍剂

理血剂

清热剂

消食剂

解表剂

赵中振　主编

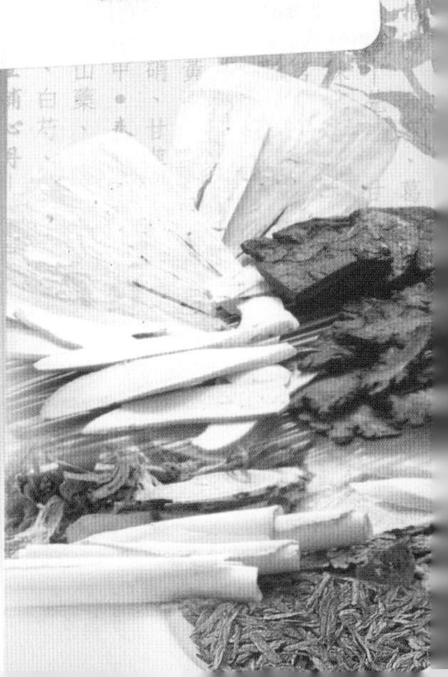

中国中医药出版社

·北京·

图书在版编目（CIP）数据

百方图解 / 赵中振主编 . —北京：中国中医药出版社，2019.6（2020.4重印）

（本草精华系列丛书）

ISBN 978-7-5132-5027-6

Ⅰ . ①百… Ⅱ . ① 赵… Ⅲ . ①方剂学—图解 Ⅳ . ① R289-64

中国版本图书馆 CIP 数据核字（2018）第 121041 号

中国中医药出版社出版

北京经济技术开发区科创十三街 31 号院二区 8 号楼

邮政编码 100176

传真 010-64405750

河北品睿印刷有限公司印刷

各地新华书店经销

开本 880×1230 1/32 印张 6.75 字数 189 千字

2019 年 6 月第 1 版 2020 年 4 月第 2 次印刷

书号 ISBN 978 - 7 - 5132 - 5027 - 6

定价 49.00 元

网址 www.cptcm.com

社 长 热 线 010-64405720

购 书 热 线 010-89535836

维 权 打 假 010-64405753

微信服务号 zgzyycbs

微商城网址 https://kdt.im/LIdUGr

官 方 微 博 http://e.weibo.com/cptcm

天猫旗舰店网址 https://zgzyycbs.tmall.com

如有印装质量问题请与本社出版部联系（010-64405510）

《百方图解》编委会

主　　编	赵中振			
副 主 编	徐建谦（构思）	莫 京（内容）	钟伟扬（制作）	
构思组人员	徐建谦	陈练泉	李小萍	刘苹回	林昶文
内容组人员	莫 京	王锦文	彭俊生	林 冰	叶翠碧
	张露茵	黎碧玉	林庭涛		
制作组人员	钟伟扬	陈练泉	黄子明	李小萍	梁祐光
	唐得荣	黄韵婷	房伟略		
编辑组人员	王米渠	苏惠英	吕雅婷	谭子劲	黄韵姿
	黄韵婷	林莹莉	文宝美	叶天茵	黄嘉梁
	陈佩思	梁秋容	谢佩儿	梁镇泉	宋 越
	胡雅妮	顾 青	陈玮琦	张文军	曾映文
	周梦佳	黄 冉			
出 版 助 理	老荣璋				

　　我从小喜欢看连环画（俗称"小人书"）。生动的画面，精辟的语言，使我在学龄前便有幸完成了中国古典名著的入门课程。这种潜移默化的影响反映在我授课的讲义中。我以为，大家现在常用的电脑软件 PowerPoint 与小人书有着异曲同工之妙。

　　以中医方剂学教学笔记为基础，我同香港浸会大学第一期中医专业同学共同创作的《百方图解》繁体版 2001 年在香港面市后，引起了热烈反响。此后 2002 年由亚洲医药出版社再版，2003 年由人民卫生出版社发行简体版，2005 年由中华书局出版英文版，简体版本次由中国中医药出版社再版发行。

　　《百方图解》作为教学参考书，经历了一次次教学实践的检验。同学们普遍反映，使用这本深入浅出的参考书，有助于执简驭繁，收到事半功倍的学习效果。与此同时，我们收到了不少热心读者的来信与网上评价，其中有执业医师考试的应试者，有全日制、兼读课程的在读中医药学员，也有从事中医药研究、教育的学人和西学中人员。我们还收到了来自海外从事中医药教育的学者来函评价《百方图解》："为在国际上普及中医药知识提供了一种崭新的学习和思维模式，可以使不懂中文的外国读者一窥中医药学宝库。"

　　从读者关切的话语中，通过几个版本的发行情况，我们深切感到了社会对《百方图解》这一创新之作的肯定。中医药要向世界传播，教材应当多元化，以满足各种层次、不同文化背景读者的需求。

借此《百方图解》简体版再版付梓之际，我谨代表本书的全体作者，向本书的热心读者致意，欢迎朋友们多予赐教，以使本书内容不断完善。

《百方图解》为《百药图解》的姊妹篇，简体版新版插图更为生动，文字更为精炼，速记口诀更为流畅。感谢中国中医药出版社对作者多年来的支持。

赵中振

2018 年 5 月

于香港浸会大学中医药学院

在学习中医药学的过程中，理解不易，记忆尤艰。面对中医药学深奥的理论、浩瀚的古籍、生涩的文句，初学者常常望而却步。

本书参照中华人民共和国教育部制定的《全国硕士研究生入学统一考试中医综合科目考试大纲》，选取了100首基本方，以图表为框架，以画明文，以文配表，加以解析，故名为《百方图解》。在对方剂学自身内容说明的同时，还补充了中医基础、中药、中医诊断等相关学科的内容，以助举一反三，融会贯通。

一目了然，过目不忘，是《百方图解》所追求的效果。全书力求通过精炼的语言、生动的画面、鲜明的色彩，突出方剂学的重点，使药物与疗效的关系明晰易辨。书中运用了类比法、歌诀法、联想法（包括广东话速记方法），学生们的实践证明，这些方法有着穿针引线、缀珠成链的作用，对于强化记忆颇有裨益。

本书的主要参与者为香港历史上接受中医本科学位课程教育的第一代大学生。他们对中医事业的执着追求与慧睿幽默已经在一幅幅充满创意的作品之中展现了出来。

中医药要走向世界，教育应当先行。使不同文化背景的人更容易地接触中医、了解中医，是新世纪的新课题。在以图文并茂的方

1

式普及中医药知识方面，本书进行了一次初步的尝试，旨在抛砖引玉。望众多专家、读者不吝赐教。

本书编撰过程中，得到了香港浸会大学中医药学院全体师生及教学发展中心老师们的大力支持，谨此一并鸣谢。

赵中振

2018 年 5 月

香港浸会大学中医药学院

编写说明

1. 本书是以普通高等教育中医药类规划教材《方剂学》为基础，创作完成的。

2. 本书的 100 首正方，是从中华人民共和国教育部制定的《全国硕士研究生入学统一考试中医综合科目考试大纲》方剂学所指定的内容中选定的。附表中的 87 首方剂，是参考该大纲中一般掌握的方剂内容确定的。

3. 本书中章节的划分，参照《方剂学》教材，以便读者对照参考。

4. 每章开始部分均列有简单介绍，包括该类方剂的定义、分类与注意点。

5. 每首方剂的内容，包括出处、释名、方解示意图、功用、主治、诊治要点等。此外，每篇均配有一幅漫画予以形象地说明。

6. 书中药名以《中华人民共和国药典》2015 年版正名为准。除个别药物外，药物剂量均核算为公制，以克为单位。

7. 书中对重点方剂进行了比较说明，如六味地黄系列方比较表、承气三方比较表等。

8. 主要章节后均以表格方式加以小结，内容包括方名、组成、功用、主治、诊治要点等。在备注项下，记述作者对该方的评注。

9. 主要章节后设置了检索表。这是一项新尝试，目的在于提纲挈领，辅助复习。

10. 书中方歌是以清代汪昂《汤头歌诀》的内容为基础，加以适当修订、补充。

11. 速记，主要参考了刘子民主编的《汤头趣记图释》（北京科学技术出版社，1992 年），刘学文、汤庆祥主编的《方剂精解及趣味记忆》（辽宁科学技术出版社，1998 年），本书作者加以适当修订、补充。

12. 本书附方剂中文笔画索引。

方解示意图图例

本书各方均按药物的功能及其相互作用设计出不同的方解图，概括了教材中冗长的文字内容，突出重点，方便学习及复习。

线框及底色（表示药物在方中的角色）

红底：君药

橙底：臣药

绿底：佐药

黄底：使药

红底黄线框：君药兼使药

橙底黄线框：臣药兼使药

绿底单黄线框：佐药兼使药

无框之药：不分君臣佐使

箭头（表示药物之间的相互作用）

———————▶ 单向箭头：某药辅助或制约某药

◀———————▶ 双向箭头：药物相配或相须的作用

———————▶ 箭头同指一处：药物共有的作用或共治某证

其他

（ ） 圆角括弧：其中药物为调制时需附加之药，不是方中主要的组成部分

$\boxed{}^0$ 线框右上角：药物加工方法

$\boxed{}_g$ 线框右下角：药量，除个别药物另有注明外，均以公制"克"（g）为单位

此外，方解图左下角或有附注，表示该方需要注意之处或与其他相类方之比较。表中斜体字，为煎药时加入的药物；下有横线者，代表君药。

目 录

方剂学是研究治法与方剂配伍规律及临床应用的一门学科，是中医基础课程之一。

方剂是由药物组成的，是在辨证审因、决定治法之后，选择适宜的药物，按照组方原则，酌定用量、用法，妥善配伍而成。

方剂是在历代医药学家广泛实践基础上逐渐发展成熟的。中国古代方书十分丰富，代表性著作有：

《五十二病方》是最早记载方剂的医书。

《黄帝内经》载方13首，已总结出有关辨证、治则、治法、组方原则等内容，为方剂学的形成与发展奠定了理论基础。

张仲景的《伤寒杂病论》融理、法、方、药于一体。载方314首，组织严谨，用药精当，疗效卓著，被后世誉为"方书之祖"。

孙思邈集唐以前医药文献，结合个人经验编撰的《备急千金要方》，载方5300余首，《千金翼方》载方2000余首，囊括众家，高出前辈。

《太平惠民和剂局方》是宋代官府药局的成药配方范本，后颁行全国，是中国历史上第一部由政府编制的成药药典。

明代朱橚编撰的《普济方》广搜博采，载方61739首，是明以前方书的总集，也是我国现存最大的一部古代方书。

中华人民共和国成立以后，众多医家研制了不少有效方剂，对民间单方、验方进行了大量的发掘和整理，编写出系统的方剂学教材和专著。常用的有效方剂已经被收入《中华人民共和国药典》（一部）。

学习方剂学重点在于深刻理解每首方的组成原理，掌握方剂的配伍规律及其配伍变化，熟悉其功用、主治以及临床应用。

第一章

方剂与治法

第一节　方剂与治法的关系

理、法、方、药是中医辨证论治的全部过程。

中医治病首先是"辨证"，即根据疾病所表现的证候，分析，辨明疾病目前所处阶段的病因、病机、病性、病位等，然后才能"论治"。

"论治"是在辨证清楚的基础上，对该病确定适当的治疗方法，又在治法的指导下选用适宜的药物组成方剂。

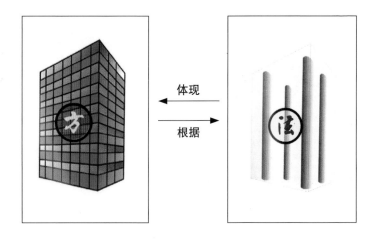

"方从法出"

"法随证立"

"方即是法"

第二节　常用治法

　　历代医家在长期的医疗实践中，总结出很多治疗方法，应用于复杂多变的各种疾病。清代程钟龄将众多方法概括为"八法"，即汗、吐、下、和、温、清、消、补。

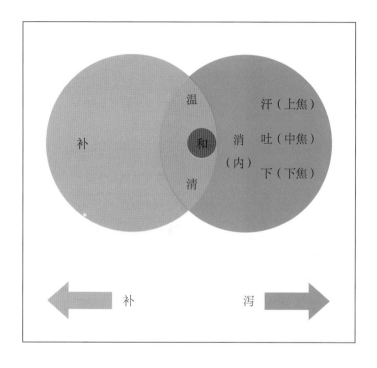

—— 中医八法 ——

汗：发汗解表　　温：温阳祛寒

吐：通关吐邪　　清：清凉泄热

下：攻下结闭　　消：消坚消积

和：和解诸气　　补：补益虚弱

第二章

方剂的分类

方剂的分类，历代不一。有以病证分类，有以病因分类，有以脏腑分类，有以组成分类，有以治法（功能）分类。

分类	古籍举例
病证、病因分类	《伤寒杂病论》（汉·张仲景） 《三因极一病证方论》（宋·陈言）
脏腑分类	《备急千金要方》（唐·孙思邈） 《古今图书集成·医部全录》（清）
组成分类	《祖剂》（明·施沛） 《伤寒明理药方论》（金·成无己）
功能分类	《景岳全书》（明·张景岳） 《医方集解》（清·汪昂）

本书将遵循以法统方的原则，将所辑之方分为十八章，属于功能分类，现把十八章编成歌诀，便于背诵：

解表泻下和解清，

温里补益固涩行，

安神开窍加理气，

理血治燥与治风，

祛湿祛痰并消食，

驱虫涌吐十八功。

第三章

方剂的组成

第一节　组方原则

　　方剂是由药物组成的，是在辨证立法的基础上，选择适宜的药物组合成方。"药有个性之专长，方有合群之妙用"。方剂是运用药物治病的进一步发展与提高。方剂的组成有严格的原则，又有极大的灵活性。临证组方时在遵循君、臣、佐、使的原则下，要结合患者的病情、体质、年龄、性别与季节、气候，以及生活习惯等，遣方用药。

君药	—— 针对主病或主证起主要治疗作用 —— 药力居方中之首 —— 用量多 —— 不可缺少

臣药	—— 辅助君药加强治疗主病或主证 —— 针对兼病或兼证起治疗作用

佐药	—— 佐助（协助君臣药加强治疗作用，或直接治疗次要兼证） —— 佐制（消除或减缓君臣药的毒性和烈性） —— 反佐（与君药性味相反而又能在治疗中起相成作用

使药	—— 引经药，引方中诸药达病所 —— 调和诸药

第二节　组成变化

在选用成方时，亦须根据病人的具体情况，予以灵活化裁，加减运用，做到"师其法不泥其方"。应当注意的是，药物的加减、用量多寡，剂型更换都会使处方的功用发生变化。（举例中所用剂量单位，均系教材原文）

1. 药味增减

方剂名称	组成药物					功用	主治病证
	麻黄	桂枝	杏仁	甘草	白术		
麻黄汤	三两	三两	七十个	一两		发汗解表宣肺平喘	外感风寒表实证
三拗汤	二两		七十个	二两		宣肺解表	感受风邪
麻黄加术汤	三两	二两	七十个	一两	四两	发汗解表散寒祛湿	风寒湿痹

2. 药量增减

方剂名称	组成药物			功用	主治病证
	君	臣	佐　使		
小承气汤	大黄四两	枳实三枚	厚朴二两	攻下热结	阳明腑实证，潮热谵语，大便秘结，胸腹痞满，苔黄，脉数
厚朴三物汤	厚朴八两	枳实五枚	大黄四两	行气通便	气滞腹满胀痛，大便不通，身无热，脉弦

3. 剂型变换

方剂名称	组成药物				功用	主治病证
	人参	干姜	白术	炙甘草		
理中丸	三两	三两	三两	三两	中焦虚寒，脘腹疼痛，自利不渴，病后喜睡	蜜丸如鸡子黄大，服一丸
人参汤	三两	三两	三两	三两	中上二焦虚寒，心胸痞闷，气从胁下上逆抢心	煎汤分三次服

第四章

剂型

方剂组成之后，根据病情与药物特点制成一定的形态，称为剂型。现将常用剂型及主要特点介绍如下。

汤剂

定义：将药物饮片加水或酒浸泡后，再经煎煮及去渣而制成的液体剂型。

特点：吸收快，药效快及可随证加减。

散剂

定义：是将药物粉碎，混合均匀，制成粉末状制剂。

特点："散者散也"，药效速，制作简便，便于服用及携带。

丸剂

定义：是将药物研成细粉，加适宜的黏合剂制成球形的固体剂型。

特点："丸者缓也"，药效持久，便于携带。

膏剂

定义：是将药物用水或植物油煎熬去渣而制成的剂型。内服有流浸膏、浸膏、煎膏三种，外用分软膏、硬膏两种。

特点：内服膏剂口味甜美。

酒剂

定义：是将药物用白酒或黄酒浸泡后，去渣取液供内服或外用。

特点：长于祛风通络，活血止痛。

丹剂

定义：内服丹剂是以贵重或药效显著之药物制成。如至宝丹。

特点：外用丹剂是以某些矿物类药经高温烧炼而成。

茶剂

   定义：是将药物经粉碎加工而制成的粗末状制品。

   特点：不定时饮用，多用于感冒、食积、腹泻。

露剂（药露）

   定义：多用新鲜含有挥发性成分的药物，用蒸馏法制成的澄明水
   溶液。

   特点：作为饮料及清凉解暑剂。

锭剂

   定义：是将药物研成细粉，或加适当的黏合剂制成规定形状的固
   体剂型。

条剂（药捻）

   定义：是将药物细粉用桑皮纸黏药后搓捻成细条而成。

   特点：能化腐拔毒，生肌收敛。

线剂（药线）

   定义：是将丝线或棉线置药液中浸煮，经干燥制成的外用制剂。

   特点：透过腐蚀及紧扎作用来治疗痔疮或赘生物。

搽剂

   定义：是将药物与适宜溶媒制成的专供揉搽皮肤表面的溶液剂、
   乳状剂或混悬液制剂。

   特点：有保护皮肤、镇痛及抗刺激作用。

栓剂

   定义：是将药物细粉与基质混合制成的一定形状的固体制剂。

   特点：通过直肠黏膜吸收，减少药物对肝脏的毒性和副作用。

第五章

煎药法与服药法

第一节　煎药法

　　汤剂是临床最常用的剂型，根据药物性质及病情的差异，应采取不同的煎药方法。煎药方法是否得当，对药效有一定的影响，应予特别注意。

煎药用具

一般以瓦罐、砂锅为好，搪瓷器具或铝制品亦可，忌用铁器、铜器。

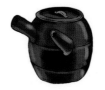

煎药用水

洁净的冷水，如自来水、蒸馏水均可。

煎药火候

武火：急火煎（如解表剂）。
文火：慢火煎（如补益剂）。

煎药方法

特 殊 药 物	时间	处 理 方 法
介壳/矿物药	先煎	打碎先煎，煮沸后20分钟左右，再下其他药
气味芳香之药物	后下	先进行浸泡，只煎5分钟即可
煎后易使药液混浊药物	包煎	用纱布包好，再放入锅内与其他药同煮
贵重药物	单煎	单煎取汁，再与其他药液和服或单独服用
胶质、黏性大之药物	烊化	单独溶化，趁热与煎好的药液混合均匀，顿服或分服
芳香或贵重药物	冲服	研为细末，用药液或温水冲服，不宜加热煎煮

第二节　服药法

服药方法是否恰当，对疗效亦有一定的影响，请予注意。

1. 服药时间

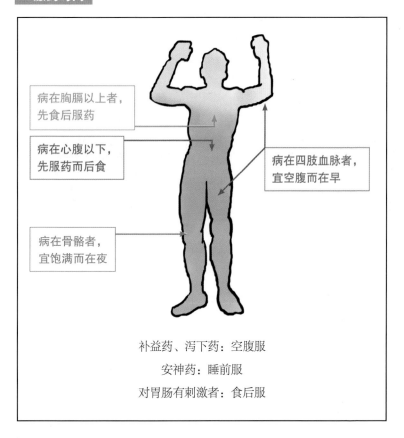

病在胸膈以上者，先食后服药

病在心腹以下，先服药而后食

病在四肢血脉者，宜空腹而在早

病在骨骼者，宜饱满而在夜

补益药、泻下药：空腹服

安神药：睡前服

对胃肠有刺激者：食后服

2. 服药方法

一般一日1剂，分2~3次温服。

3. 药后调护

如桂枝汤，服药后啜热稀粥一升余，以助药力。

中国政府规定，从1979年1月1日起，中医处方用药计量单位一律采用"克（g）"为单位的公制。

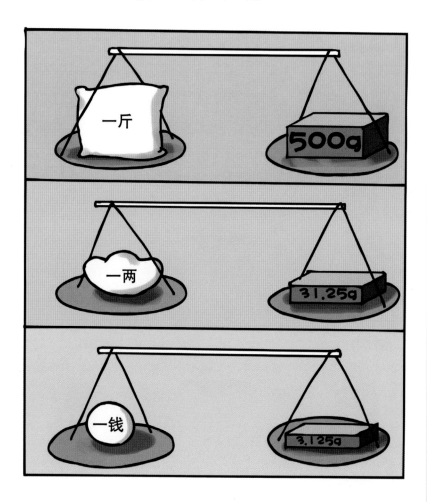

附2： 疾病与饮食

　　饮食习惯直接关系到身体的康复，因此，饮食宜忌尤应注意。如水肿宜少食盐，消渴忌糖，下痢慎油腻，寒证禁生冷等。

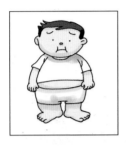 水肿 盐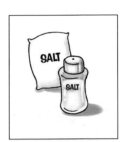

 消渴 糖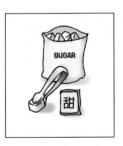

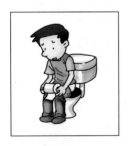 下痢 油腻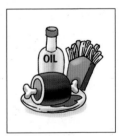

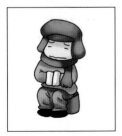 寒证 生冷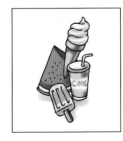

附3： 药物与饮食

服药时，应注意饮食的调节，因其会影响到药物的疗效。《本草纲目》概括为：凡服药，不可杂食肥肉、油腻羹脍、腥臊陈臭诸物。凡服药，不可多食生蒜、胡荽、生姜、诸果、诸滑滞之物。

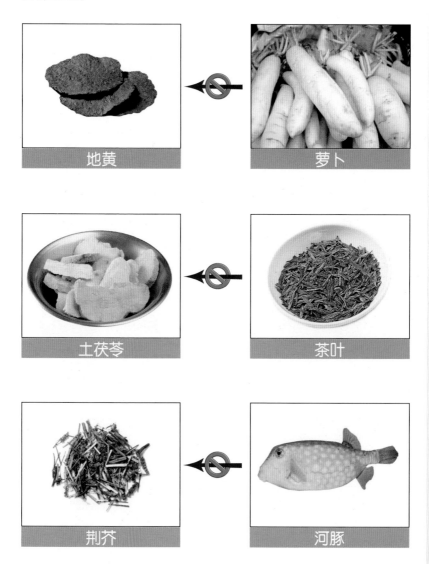

地黄　　萝卜

土茯苓　　茶叶

荆芥　　河豚

方 剂

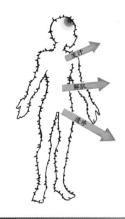

第六章

解表剂

定义

凡以解表药为主组成，具有发汗、解肌、透疹等作用，可以治疗表证的方剂，统称为解表剂。

分类

※辛温解表　表寒证

※辛凉解表　表热证

※扶正解表　虚人外感证

注意点

1. 煎药时间不宜太长，以免药性耗散。

2. 服法一般宜温服，服后取汗，宜遍身漐漐微汗为佳。服后应注意避风寒，或增加衣被。

《伤寒论》

麻黄汤

【以君药与剂型命名】

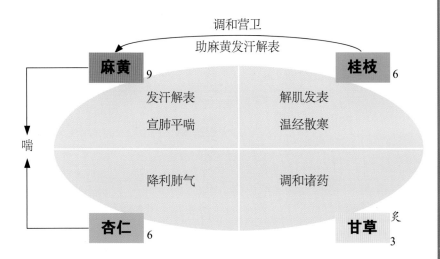

调和营卫
助麻黄发汗解表

麻黄 9　**桂枝** 6

发汗解表　　解肌发表
宣肺平喘　　温经散寒

降利肺气　　调和诸药

喘

杏仁 6　　**甘草** 炙 3

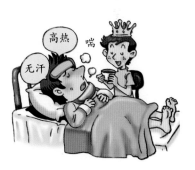

高热　喘
无汗

功　　用：发汗解表，宣肺平喘。
主　　治：外感风寒表实证。
诊治要点：恶寒发热，无汗而喘，
　　　　　　脉浮紧。

方歌

麻黄汤中用桂枝
杏仁甘草四般施
发热恶寒头项痛
喘而无汗服之宜

/// 速记

干妈贵姓

《伤寒论》

桂枝汤

【以君药与剂型命名】

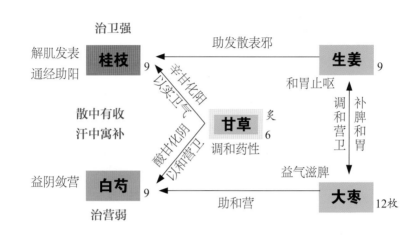

治卫强

解肌发表　**桂枝** 9
通经助阳

助发散表邪

生姜 9

和胃止呕

散中有收　　**甘草** 炙
汗中寓补　　　　　6
调和药性

辛甘化阳　以实卫气

酸甘化阴　以和营卫

调和营卫

补脾和胃

益阴敛营　**白芍** 9
治营弱

益气滋脾

助和营

大枣 12枚

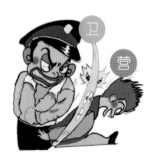

卫

营

功　　用：解肌发表，调和营卫。

主　　治：外感风寒表虚证。

诊治要点：恶风发热，汗出，脉浮缓。

方歌

桂枝汤治太阳风

芍药甘草姜枣同

解肌发表调营卫

表虚有汗此为功

/// 速记

桂枝要炒姜枣

《伤寒论》

小青龙汤

【传说青龙为东方木神，能驱逐水饮】

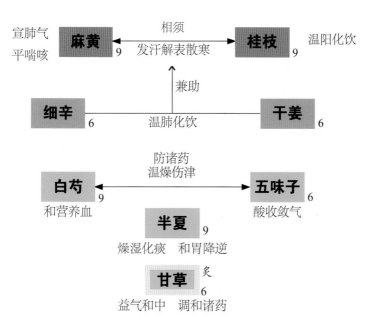

宣肺气　平喘咳　**麻黄** 9 ←—— 相须　发汗解表散寒 ——→ **桂枝** 9　温阳化饮

兼助

细辛 6 ————— 温肺化饮 ————— **干姜** 6

防诸药　温燥伤津

白芍 9 ←——————————→ **五味子** 6

和营养血　　　　　　　　　酸收敛气

半夏 9

燥湿化痰　和胃降逆

甘草 炙 6

益气和中　调和诸药

功　　用：解表散寒，温肺化饮。

主　　治：外寒内饮证。

诊治要点：恶寒发热，无汗，咳喘，
　　　　　痰多而稀，舌苔白滑，脉浮。

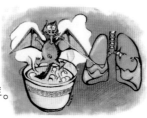

方歌

小青龙汤最有功

风寒束表饮停胸

辛夏甘草和五味

姜桂麻黄芍药同

/// **速记**

少将为嘛甘心下跪

《温病条辨》

新加香薷饮

【以君药与剂型命名】

解表剂

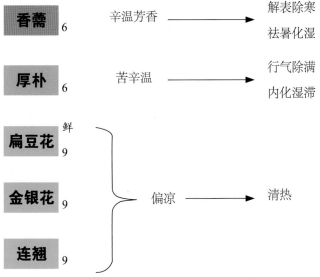

香薷 6 ——— 辛温芳香 ——→ 解表除寒
祛暑化湿

厚朴 6 ——— 苦辛温 ——→ 行气除满
内化湿滞

扁豆花 鲜 9
金银花 9 ——— 偏凉 ——→ 清热
连翘 9

功　　用： 祛暑解表，清热化湿。

主　　治： 暑温。

诊治要点： 发热头痛，恶寒无汗，
口渴面赤，胸闷不舒，
舌苔白腻，脉浮而数。

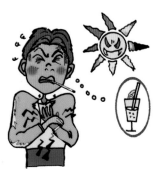

方歌

新加香薷朴银翘
扁豆鲜花一起熬
暑温口渴汗不出
清热化湿又解表

/// 速记

香薷连花逗厚朴

《温病条辨》

银翘散

【金银花、连翘用量独重，为君药，剂型为散剂，故名】

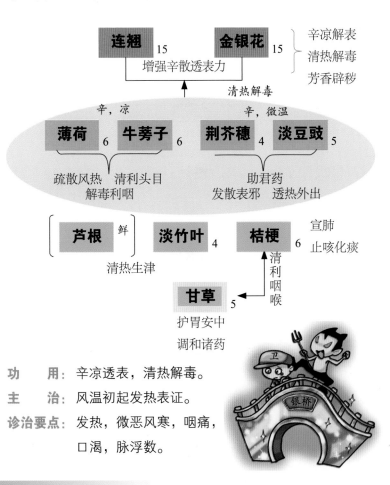

连翘 15 — **金银花** 15 〕 辛凉解表 清热解毒 芳香辟秽

增强辛散透表力

清热解毒

辛，凉

薄荷 6 **牛蒡子** 6

辛，微温

荆芥穗 4 **淡豆豉** 5

疏散风热 清利头目 解毒利咽

助君药 发散表邪 透热外出

芦根 鲜 〕 **淡竹叶** 4 **桔梗** 6

宣肺 止咳化痰

清热生津

清利咽喉

甘草 5

护胃安中 调和诸药

解表剂

功　　用：辛凉透表，清热解毒。

主　　治：风温初起发热表证。

诊治要点：发热，微恶风寒，咽痛，口渴，脉浮数。

方歌

银翘病在上焦疴

竹叶荆蒡豉薄荷

甘桔芦根凉解法

清疏风热勿煮过

/// 速记

河牛吃草，连梗叶花穗根（全吃了）

《温病条辨》

桑菊饮

【以君药和剂型命名】

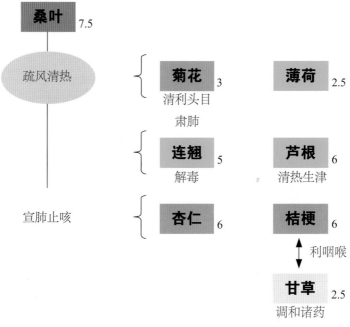

桑叶 7.5

疏风清热

菊花 3
清利头目
肃肺

薄荷 2.5

连翘 5
解毒

芦根 6
清热生津

宣肺止咳

杏仁 6

桔梗 6

利咽喉

甘草 2.5
调和诸药

功　　用：疏风清热，宣肺止咳。

主　　治：风温初起。

诊治要点：咳嗽，口微渴，脉浮数，
　　　　　　　发热不甚。

方歌

桑菊饮中桔梗翘

杏仁甘草薄荷饶

芦根为饮轻宣剂

风温咳嗽服之消

/// 速记

桑举人为何沮丧，甘翘颈

解表剂

《伤寒论》

麻杏甘石汤

【以组方药物与剂型命名】

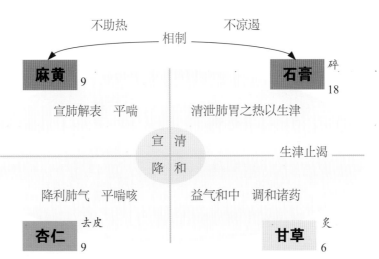

不助热　　　　不凉遏

相制

麻黄 9 ⎯⎯⎯⎯ **石膏** 碎 18

宣肺解表　平喘　　　清泄肺胃之热以生津

宣　清
降　和

生津止渴

降利肺气　平喘咳　　益气和中　调和诸药

杏仁 去皮 9 ⎯⎯⎯⎯ **甘草** 炙 6

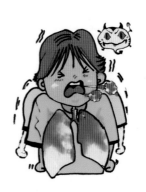

功　　用：辛凉宣肺，清热平喘。

主　　治：表邪未解，肺热咳喘证。

诊治要点：发热，喘急，
苔薄黄，脉数。

方歌

伤寒麻杏甘石汤

汗出而喘法度良

辛凉宣泄能清肺

定喘除热效力彰

/// **速记**

麻杏甘石汤，方名是药方

解表剂

《伤寒六书》

再造散

【以功效与剂型命名】

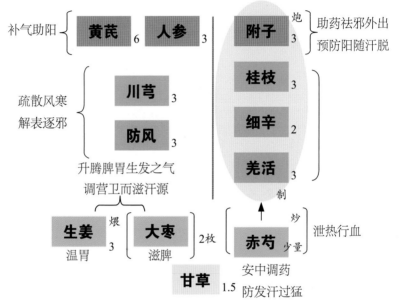

补气助阳 { **黄芪** 6 **人参** 3 }

疏散风寒
解表逐邪 { **川芎** 3 **防风** 3 }

升腾脾胃生发之气
调营卫而滋汗源

附子 3 炮 → 助药祛邪外出
预防阳随汗脱

桂枝 3

细辛 2

羌活 3

制 ↑

生姜 3 煨 温胃 **大枣** 2枚 滋脾

赤芍 少量 炒 → 泄热行血

甘草 1.5 安中调药 防发汗过猛

功　　用：助阳益气，解表散寒。

主　　治：阳气虚弱外感风寒证。

诊治要点：恶寒重，发热轻，
肢冷无汗，舌淡苔白，
脉沉细无力或浮大无力。

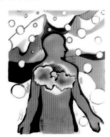

方歌

再造散用参芪甘

桂附羌防芎芍参

细辛煨姜大枣入

阳虚外感服之安

/// 速记

再造桂枝汤，
欺负穷人抢新房

解表剂诊断寻方

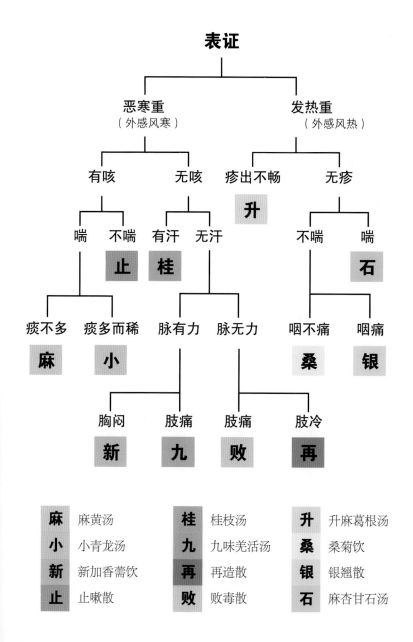

麻	麻黄汤	桂	桂枝汤	升	升麻葛根汤
小	小青龙汤	九	九味羌活汤	桑	桑菊饮
新	新加香薷饮	再	再造散	银	银翘散
止	止嗽散	败	败毒散	石	麻杏甘石汤

23

解表剂小结

	方名	组成	功用	主治	诊治要点	备注
辛温解表	麻黄汤	麻黄、桂枝、杏仁、炙甘草	发汗解表宣肺平喘	外感风寒表实证	恶寒发热，无汗而喘，脉浮紧	外感风寒表实证之代表方
	桂枝汤	桂枝、生姜、炙甘草、白芍、大枣	解肌发表调和营卫	外感风寒表虚证	发热，恶风，汗出，脉浮缓	外感风寒表虚证之代表方
	九味羌活汤	羌活、防风、苍术、细辛、川芎、白芷、生地黄、黄芩、甘草	发汗祛湿兼清热	外感风寒湿邪兼有热证	恶寒发热，头痛无汗，肢体酸楚疼痛，口苦微渴	外感风寒湿邪，兼有热证之常用方
	新加香薷饮	香薷、厚朴、鲜扁豆花、金银花、连翘	祛暑解表清热化湿	暑温	发热头痛，恶寒无汗，口渴面赤，胸闷不舒，舌苔白腻，脉浮而数	夏月外感风寒，内伤湿滞之常用方
	小青龙汤	麻黄、桂枝、细辛、干姜、白芍、五味子、半夏、炙甘草	解表散寒温肺化饮	外寒内饮证	咳嗽咽痒，微恶风发热，苔薄白	宣肺疏风，化痰止咳之常用方
	止嗽散	紫菀、百部、桔梗、荆芥、白前、甘草、陈皮	宣利肺气疏风止咳	风邪犯肺证	咳嗽咽痒，微恶风发热，苔薄白	宣肺疏风，化痰止咳之常用方

	方名	组成	功用	主治	诊治要点	备注
辛凉解表	银翘散	<u>银翘</u>、<u>金银花</u>、薄荷、牛蒡子、荆芥穗、淡豆豉、芦根、淡竹叶、桔梗、甘草	辛凉透表清热解毒	风温初起，发热表证	发热，微恶风寒，咽痛，口渴，脉浮数	风热表证常用方，为辛凉平剂
	桑菊饮	<u>桑叶</u>、菊花、薄荷、连翘、芦根、杏仁、桔梗、甘草	疏风清热宣肺止咳	风温初起	咳嗽，发热不甚，口微渴，脉浮数	风热咳嗽轻证之常用方，为辛凉轻剂
	麻杏甘石汤	<u>麻黄</u>、<u>石膏</u>、杏仁、炙甘草	辛凉宣肺清热平喘	表邪未解，肺热咳喘证	发热，喘急，苔薄黄，脉数	清宣降三法俱备，辛凉宣泄肺热常用方
	升麻葛根汤	<u>升麻</u>、葛根、白芍、甘草	解肌透疹	麻疹初起，未发或不透	疹出不畅，舌红，脉数	透疹基础方
扶正解表	败毒散（人参败毒散）	<u>羌活</u>、<u>独活</u>、柴胡、前胡、川芎、枳壳、茯苓、桔梗、人参、甘草、生姜、薄荷	散寒祛湿益气解表	气虚外感证	憎寒壮热，肢体酸痛，无汗，脉浮无力	扶正解表常用方
	再造散	<u>黄芪</u>、<u>人参</u>、附子、川芎、桂枝、防风、细辛、羌活、生姜、甘草、大枣、赤芍	助阳益气解表散寒	阳气虚弱，外感风寒证	恶寒重，发热轻，肢冷无汗，舌淡苔白，脉沉细无力或浮大无力	益气助阳解表之代表方

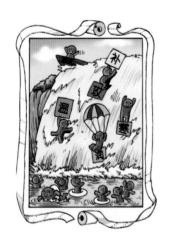

第七章

泻下剂

定义

凡以泻下药为主组成，具有通便、泄热、攻积、逐水等作用，治疗实证的方剂，称为泻下剂。

分类

※寒下	热结
※温下	寒结
※润下	燥结
※攻补兼施	邪实正虚
※逐水	水结

注意点

1. 使用泻下剂，必待表邪已解，邪实已成。
2. 对老年体虚，孕妇、产妇或正值经期，病后伤津以及亡血者，均应慎用或禁用。
3. 泻下剂多伤胃气，得效即止。
4. 服药期间应禁油腻及不易消化的食物，以免重伤胃气。

《伤寒论》

大承气汤

【六腑以通为用，胃气以下降为顺，本方峻下热结，承顺胃气，故名。"大承气汤"与《伤寒论》中"小承气汤"相对而言。】

泻下剂

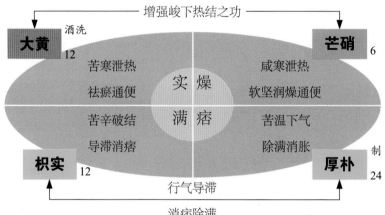

相须

———— 增强峻下热结之功 ————

大黄 酒洗 12

苦寒泄热
祛瘀通便

实 燥

满 痞

芒硝 6

咸寒泄热
软坚润燥通便

苦辛破结
导滞消痞

苦温下气
除满消胀

枳实 12

厚朴 制 24

行气导滞

消痞除满

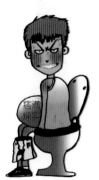

功　用：峻下热结。

主　治：阳明腑实证，热结旁流证，
里热实证之热厥、痉病或发狂。

诊治要点：数日不大便，脘腹胀痛，
苔黄厚而干或焦黑燥裂，
脉沉数有力。

方歌

大承气汤用硝黄

配伍枳朴泻力强

痞满燥实四证见

急下存阴第一方

/// **速记**

皇后只是笑

承气三方比较表

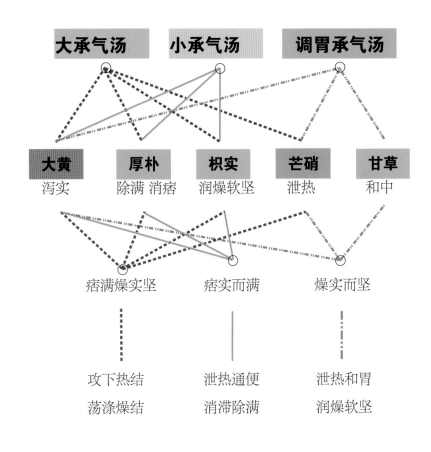

《备急千金要方》

温脾汤

【以功效和剂型命名】

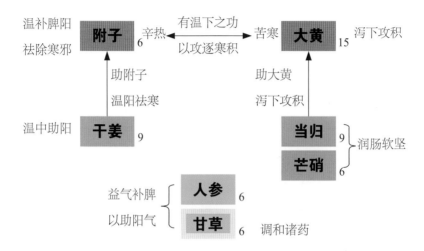

温补脾阳
祛除寒邪 → **附子** 6 — 辛热 — 有温下之功 以攻逐寒积 — 苦寒 → **大黄** 15 — 泻下攻积

助附子
温阳祛寒 ↑

温中助阳 **干姜** 9

助大黄
泻下攻积 ↑

当归 9
芒硝 6 〉润肠软坚

益气补脾
以助阳气 { **人参** 6
甘草 6 — 调和诸药 }

功　用：攻下寒积，温补脾阳。

主　治：寒积腹痛。

诊治要点：腹痛，便秘，手足不温，
畏寒喜热，苔白，
脉沉弦而迟。

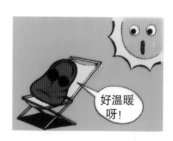

好温暖呀！

方歌　温脾参附与干姜
甘草当归硝大黄
寒热并行治寒积
脐腹绞结痛非常

/// 速记

姜大人父子干杯忙

泻下剂

《伤寒论》

麻子仁丸

【又名脾约丸。以君药与剂型命名】

质润多脂
润肠通便　**火麻仁** 20

小承气汤

利肺降气　**杏仁** 去皮
润肠通便　　　10

大黄 12　苦寒泄热
攻积通便

养阴敛津
柔肝理气　**白芍** 9

枳实 炙 9　下气破结

润燥滑肠
调和诸药　**蜂蜜**

厚朴 炙 9　行气除满

} 加强降泄

注：炼蜜为丸

功　　用：润肠泄热，行气通便。

主　　治：脾约证。

诊治要点：大便秘结，小便频数，
舌苔微黄。

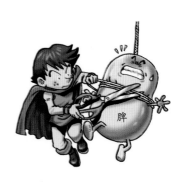

脾

方歌

麻子仁丸治脾约

胃热津枯便难解

枳朴大黄麻杏芍

润肠热泻诸证祛

/// 速记

黄世仁，烧杏脯

泻下剂

《世医得效方》

五仁丸

【以主要药物和剂型命名】

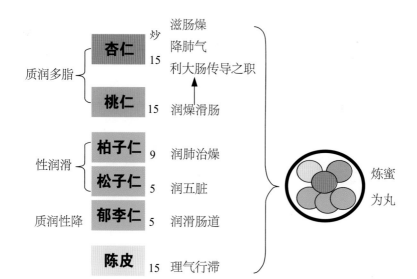

质润多脂
- **杏仁** 炒 15 —— 滋肠燥 / 降肺气 / 利大肠传导之职
- **桃仁** 15 —— 润燥滑肠

性润滑
- **柏子仁** 9 —— 润肺治燥
- **松子仁** 5 —— 润五脏

质润性降
- **郁李仁** 5 —— 润滑肠道

陈皮 15 —— 理气行滞

炼蜜为丸

功　　用：润肠通便。

主　　治：津枯便秘。

诊治要点：大便秘结，口干渴饮，
舌燥少津，脉细涩。

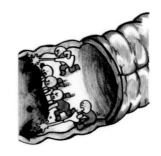

方歌
五仁柏仁杏仁桃
松仁陈皮郁李饶
炼蜜为丸米饮下
润肠通便此方效

/// 速记

桃李松柏杏陈皮

泻下剂

《温病条辨》

新加黄龙汤

【黄：土之色。龙：能兴云致雨。此方专攻中央燥土。以功效与剂型命名】

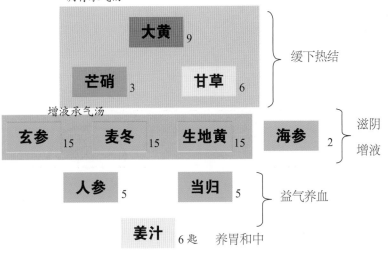

调胃承气汤

大黄 9

芒硝 3　　**甘草** 6 　　缓下热结

增液承气汤

玄参 15　　**麦冬** 15　　**生地黄** 15　　**海参** 2 　滋阴增液

人参 5　　　**当归** 5 　　益气养血

姜汁 6匙　　养胃和中

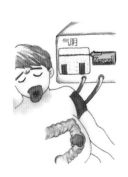

气阴

功　　用： 泄热通便，滋阴益气。

主　　治： 热结里实，气阴不足证。

诊治要点： 大便秘结，神倦少气，
口干咽燥，唇裂舌焦，
舌苔焦黄，或焦黑燥裂。

方歌

新加黄龙草硝黄

参归麦地玄海姜

滋阴养液补气血

正虚便秘此方良

/// **速记**

人当选卖姜汁，调胃地海参

泻下剂诊断寻方

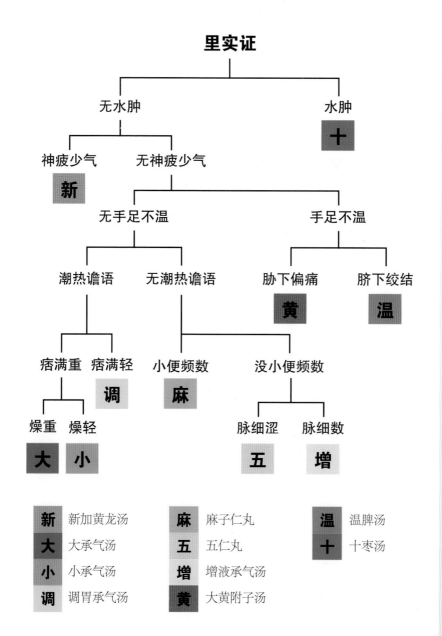

里实证

无水肿　　　　　　　　　水肿　**十**

神疲少气　**新**　　无神疲少气

无手足不温　　　　　　手足不温

潮热谵语　　无潮热谵语　　胁下偏痛　**黄**　　脐下绞结　**温**

痞满重　痞满轻　**调**　　小便频数　**麻**　　没小便频数

燥重　**大**　燥轻　**小**　　脉细涩　**五**　脉细数　**增**

新	新加黄龙汤	**麻**	麻子仁丸	**温**	温脾汤
大	大承气汤	**五**	五仁丸	**十**	十枣汤
小	小承气汤	**增**	增液承气汤		
调	调胃承气汤	**黄**	大黄附子汤		

泻下剂小结

	方名	组成	功用	主治	诊治要点	备注
寒下	**大承气汤**	<u>大黄</u>、芒硝、枳实、厚朴	峻下热结	阳明腑实证热结旁流、热实证之热厥、痉病、发狂	数日不大便，脘腹胀满，苔黄厚而干，或焦黑燥裂，脉沉数有力	阳明腑实证代表方，峻下热结之剂
	小承气汤	<u>大黄</u>、枳实、厚朴	轻下热结	阳明腑实证	大便不通，谵语潮热，脘腹痞满，舌苔老黄，脉滑而疾	轻下热结之剂
	调胃承气汤	<u>大黄</u>、芒硝、炙甘草	缓下热结	阳明腑实证	大便不通，恶热口渴，舌苔正黄，脉滑数	缓下热结之剂
温下	**大黄附子汤**	<u>附子</u>、大黄、细辛	温散寒邪通便止痛	寒积腹痛	便秘腹痛，手足不温，苔白腻，脉弦紧	温下剂之代表方
	温脾汤	<u>附子</u>、<u>大黄</u>、干姜、当归、芒硝、人参、甘草	攻下寒积温补脾阳	寒积腹痛 津枯便秘	腹痛，便秘，手足不温，畏寒喜热，苔白，脉沉弦而迟 大便秘结，口干	温下剂之常用方

	方名	组成	功用	主治	诊治要点	备注
润下	五仁丸	杏仁、桃仁、柏子仁、松子仁、郁李仁、陈皮、蜂蜜	润肠通便		渴饮，舌燥少津，脉细涩	润肠通便之剂，适于素体虚弱者
	麻子仁丸（脾约丸）	火麻仁、芍药、枳实、大黄、厚朴、杏仁、蜂蜜	润肠泄热行气通便	脾约证	大便秘结，小便频数，舌苔微黄	内含小承气汤，为胃热肠燥之常用方
攻补兼施	新加黄龙汤	大黄、芒硝、甘草、玄参、麦冬、生地黄、海参、人参、当归、姜汁	泄热通便滋阴益气	热结里实，气阴不足证	大便秘结，神倦少气，口干咽燥，唇裂舌焦，舌苔焦黄或焦黑燥裂	热结里实，气阴两伤之常用方
	增液承气汤	玄参、麦冬、生地黄、大黄、芒硝	滋阴增液泄热通便	热结阴亏证	燥屎不行，下之不通，口干唇燥，苔黄，脉细数	寒下与滋阴增液并用之剂
逐水	十枣汤	芫花、甘遂、大戟、大枣	攻逐水饮	悬饮，水肿	咳唾胸胁引痛，或水肿腹胀，二便不利，脉沉弦	攻逐水饮之峻剂

第八章

和解剂

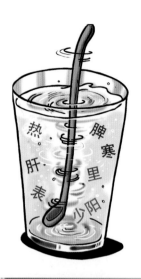

定义

凡具有和解少阳、调和肝脾、调和寒热、表里双解等作用，治疗伤寒邪在少阳、肝脾不和、寒热错杂，以及表里同病的方剂，统称和解剂。

分类

※和解少阳　少阳病

※调和肝脾　肝郁脾虚

※调和寒热　寒热互结

※表里双解　表里同病

注意点

凡邪在肌表，未入少阳，或邪已入里，阳明热盛者，皆不宜使用和解剂。

和解剂

《伤寒论》

小柴胡汤

【以君药柴胡命名。此名与《伤寒论》中"大柴胡汤"相对而言】

柴胡 24　　　　透泄清解少阳之邪
　　　　　　　　　疏泄气机

黄芩 9　　　　清泄少阳之热

半夏 9　　**生姜** 9　　和胃降逆止呕

人参 9　　**大枣** 4枚　　益气健脾

甘草 炙 6　　调和诸药

功　　用：和解少阳。

主　　治：伤寒少阳证，妇人热入血室。

诊治要点：往来寒热，胸胁苦满，舌苔薄白，脉弦。

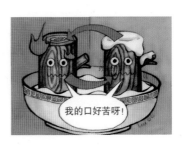

我的口好苦呀！

方歌

小柴胡汤和解功
半夏人参甘草从
更加黄芩生姜枣
少阳为病此方宗

/// **速记**

生芹菜炒大虾仁

《伤寒论》

四逆散

【主治因阳气内郁所致的四肢厥逆证，剂型为散，故名】

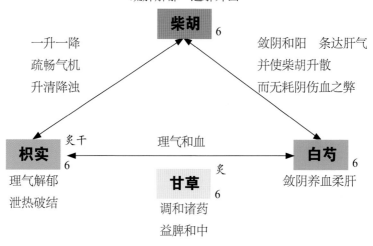

入肝胆经　升发阳气
疏肝解郁　透邪外出

柴胡 6

一升一降
疏畅气机
升清降浊

敛阴和阳　条达肝气
并使柴胡升散
而无耗阴伤血之弊

枳实 炙干 6　　理气和血　　**白芍** 6

理气解郁
泄热破结

甘草 炙 6
调和诸药
益脾和中

敛阴养血柔肝

功　　用：透邪解郁，疏肝理气。
主　　治：阳郁厥逆证，肝脾不和证。
诊治要点：手足不温，胁肋疼痛，
　　　　　脉弦。

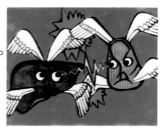

/// 速记

1. 菜籽是草药
2. 只烧干柴

《太平惠民和剂局方》

逍遥散

【消散其气郁，摇动其血郁。以功效与剂型命名】

柴胡 9　疏肝解郁

养血和血 理气　**当归** 微炒 9

白芍 9　养血敛阴 柔肝缓急

甘草 炙 4.5　　**茯苓** 9　　**白术** 9 } 健脾益气

疏散郁遏 透肝郁热 [**薄荷** 少许　**生姜** 煨 1块] 降逆和中 辛散达郁

功　用：疏肝解郁，养血健脾。

主　治：肝郁血虚，脾弱证。

诊治要点：两胁作痛，神疲食少，
月经不调，脉弦而虚。

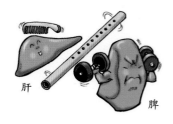

肝　脾

和解剂

方歌

逍遥散用当归芍

柴苓术草加姜薄

散郁除蒸功最奇

调经八味丹栀著

/// **速记**

户主和逍遥将服干龟

《伤寒论》

半夏泻心汤

【以半夏为君药，有解除心下痞满之效，故名。心下：胃也，名曰泻心，实则泻胃】

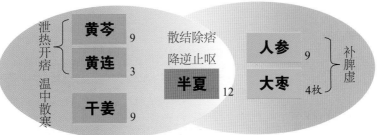

泄热开痞
黄芩 9
黄连 3
温中散寒
干姜 9

散结除痞
降逆止呕
半夏 12

人参 9
大枣 4枚
补脾虚

寒热平调（寒热互用　和其阴阳）
辛开苦降（苦辛并进　调其升降）

有升有降　以复脾胃升降之常
（补泻兼施　顾其虚实）

甘草 炙 9
补脾和中
调和诸药

功　用：寒热平调，散结除痞。

主　治：寒热互结之痞证。

诊治要点：心下痞满，呕吐泻痢，
　　　　　苔腻微黄。

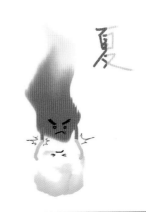

方歌

半夏泻心配连芩

干姜甘草与人参

大枣合之治虚痞

法在调阳与和阴

///速记

勤俭人，枣拌姜

《金匮要略》

大柴胡汤

【以方中君药柴胡命名。乃治少阳兼阳明病之方，药力较"小柴胡汤"为大，故名】

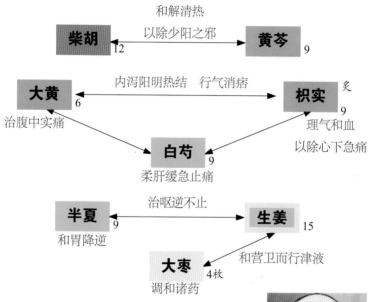

和解清热

柴胡 12 ——以除少阳之邪—→ 黄芩 9

大黄 6 ←内泻阳明热结　行气消痞→ 枳实 9 炙

治腹中实痛

理气和血

以除心下急痛

白芍 9

柔肝缓急止痛

半夏 9 ——治呕逆不止—→ 生姜 15

和胃降逆

和营卫而行津液

大枣 4枚

调和诸药

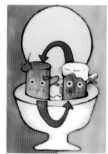

功　用： 和解少阳，内泻热结。

主　治： 少阳阳明合病。

诊治要点： 往来寒热，胸胁苦满，心下满痛，

呕吐，苔黄，脉弦数有力。

方歌

大柴胡汤用大黄

枳实芩夏白芍将

煎加姜枣表兼里

妙法内攻并外攘

/// **速记**

小柴胡老人变黄药师

和
解
剂

和解剂诊断寻方

表里同病

无手足不温　　　　　　　　手足不温
四

往来寒热（少阳证）　　　　无往来寒热

脉弦　　　　苔黄脉数

无心下满痛

月经不调　腹痛泄泻
逍　　　**痛**

苔白
脉弦
小

寒轻热重
吐酸苦水
苔腻脉滑
蒿

呕　　　　不呕（表证）

心下满痛（阳明证）
大

心下痞
满而不痛
肠鸣不痢
半

胸中烦热
腹痛
黄

憎寒
壮热
无汗
防

身热
下痢
葛

小 小柴胡汤	**痛** 痛泻要方	**葛** 葛根黄芩黄连汤
蒿 蒿芩清胆汤	**半** 半夏泻心汤	**四** 四逆散
大 大柴胡汤	**黄** 黄连汤	
逍 逍遥散	**防** 防风通圣散	

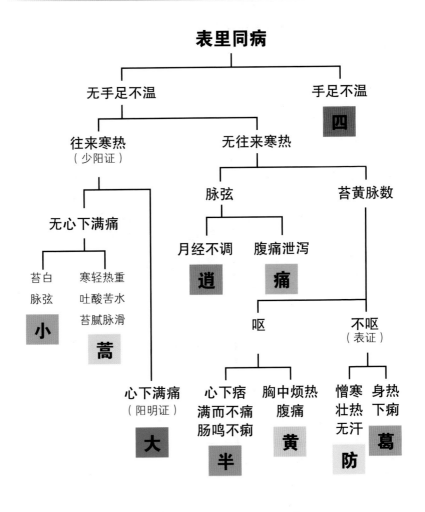

42

和解剂小结

	方名	组成	功用	主治	诊治要点	备注
和解少阳	小柴胡汤	柴胡、黄芩、人参、炙甘草、半夏、生姜、大枣	和解少阳	伤寒少阳证，妇人热入血室	往来寒热，胸胁苦满，舌苔薄白，脉弦	和解少阳之代表方
	蒿芩清胆汤	青蒿、黄芩、竹茹、半夏、茯苓、陈皮、枳壳、滑石、甘草、青黛	清胆利湿和胃化痰	少阳湿热证	寒热如疟，寒轻热重，胸胁胀闷，吐酸苦水，舌红苔腻，脉弦滑数	热重于湿之少阳湿热证之常用方
调和肝脾	四逆散	柴胡、白芍、枳实、炙甘草	透邪解郁疏肝理气	阳郁厥逆证，肝脾不和证	手足不温，或胁肋疼痛，脉弦	阳郁厥逆证之常用方
	逍遥散	柴胡、白芍、当归、白术、茯苓、薄荷、生姜、炙甘草	疏肝解郁养血健脾	肝郁血虚脾弱证	两胁作痛，神疲食少，月经不调，脉弦而虚	调肝养血之代表方，妇科调经之常用方
	痛泻要方	白术、白芍、陈皮、防风	补脾柔肝祛湿止泻	痛泻	肠鸣腹痛，大便泄泻，泻必腹痛，脉弦而缓	脾虚肝实痛泻之要方

	方名	组成	功用	主治	诊治要点	备注
调和寒热	半夏泻心汤	半夏、黄芩、黄连、干姜、人参、大枣、炙甘草	寒热平调散结除痞	寒热互结之痞证	心下痞满，呕吐泻痢，苔腻微黄	寒热互结之痞证之常用方
	黄连汤	黄连、半夏、干姜、桂枝、人参、大枣、炙甘草	寒热平调和胃降逆	上热下寒证	胸中有热，胃中有邪气，腹中痛，欲呕吐	上热下寒之常用方
表里双解	大柴胡汤	柴胡、黄芩、大黄、枳实、白芍、半夏、生姜、大枣	和解少阳内泻热结	少阳阳明合病	往来寒热，胸胁苦满，心下满痛，呕吐，苔黄，脉弦数有力	少阳阳明合病之代表方
	防风通圣散	薄荷、川芎、白芍、当归、大黄、防风、麻黄、连翘、芒硝、石膏、黄芩、桔梗、滑石、甘草、荆芥、白术、栀子、生姜	疏风解表清热通便	风热壅盛表里俱实证	憎寒壮热无汗，口苦咽干，二便秘涩，舌苔黄腻，脉数	风热壅盛，表里俱实证之常用方
	葛根黄芩黄连汤	葛根、炙甘草、黄芩、黄连	解表清里升清止泻	身热下痢	身热下痢，苔黄脉数	热痢而邪未解者最宜

和解剂

第九章

清热剂

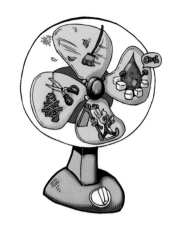

定义

凡以清热药为主要组成，具有清热、泻火、凉血、解毒等作用，用以治疗热证的方剂，统称清热剂。

分类

※清气分热	热在气分
※清营凉血	热入营分、血分
※清热解毒	温疫、温毒、疮疡疔毒
※清脏腑热	邪热偏盛于某一脏腑
※清热祛暑	夏月暑热证
※清虚热	阴虚火旺或热病后期，阴伤而邪未尽

注意点

1. 辨清热证所在部位。

2. 辨清热证真假。

3. 辨清热证虚实。

4. 凉药入口即吐者，可凉药热服或加少量热药。

5. 久服寒凉易败胃伤中，必要时可配伍健脾和胃之品。

《伤寒论》

白虎汤

【白虎为西方金神，秋金得令，而炎暑自解矣。以功效与剂型命名】

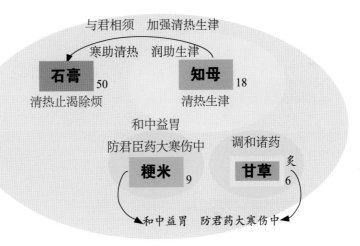

与君相须　加强清热生津

寒助清热　润助生津

石膏 50　　　　**知母** 18

清热止渴除烦　　　清热生津

和中益胃

防君臣药大寒伤中　　调和诸药

粳米 9　　**甘草** 炙 6

和中益胃　防君药大寒伤中

功　　用：清热生津。

主　　治：阳明气分热盛证。

诊治要点：身大热，汗大出，
　　　　　口大渴，脉洪大。

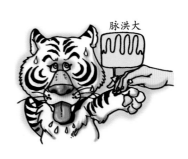

脉洪大

方
歌

白虎知膏甘草粳

气分大热此方清

热渴汗出脉洪大

加入人参津气生

/// 速记

白虎精食母肝

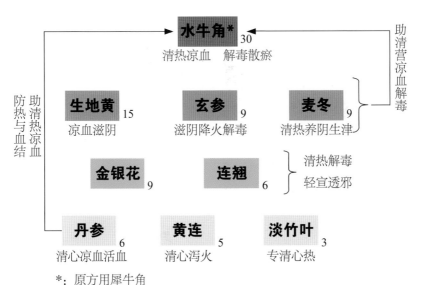

《温病条辨》

清营汤

【以功效和剂型命名】

水牛角* 30
清热凉血　解毒散瘀

助清营凉血解毒

生地黄 15
凉血滋阴

玄参 9
滋阴降火解毒

麦冬 9
清热养阴生津

防热与血结 助清热凉血

金银花 9

连翘 6

清热解毒
轻宣透邪

丹参 6
清心凉血活血

黄连 5
清心泻火

淡竹叶 3
专清心热

*：原方用犀牛角

功　　用：清营解毒，透热养阴。

主　　治：热入营分证。

诊治要点：身热夜甚，神烦少寐，
　　　　　　斑疹隐隐，舌绛而干，脉数。

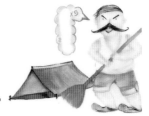

方歌

清营汤治热传营

身热燥渴眠不宁

犀地银翘玄连竹

丹麦清热护阴行

/// 速记

乔连花升选丹麦主席

犀角地黄汤

《备急千金要方》

【以两味主药命名】

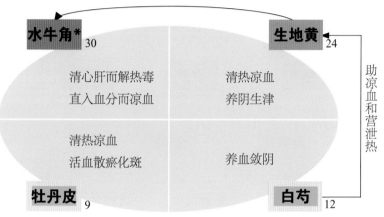

助解血分热及止血

水牛角* 30

清心肝而解热毒
直入血分而凉血

清热凉血
活血散瘀化斑

牡丹皮 9

生地黄 24

清热凉血
养阴生津

养血敛阴

白芍 12

助凉血和营泄热

*：原方用犀牛角

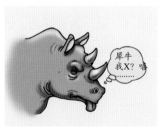

功　　用： 清热解毒，凉血散瘀。

主　　治： 热入血分证，热伤血络证。

诊治要点： 各种失血，斑色紫黑，
神昏谵语，身热，舌绛。

方歌

犀角地黄芍药丹

血热妄行吐衄斑

蓄血发狂舌质绛

凉血散瘀病愈痊

///速记

岳母牺牲

48

清热剂

《东垣试效方》

普济消毒饮

【此方有清热解毒，消散风邪之功，能救治众人脱离疾苦，故名】

| 黄芩 | 酒炒 15 | 黄连 | 酒炒 15 | 清热泻火 祛上焦热毒 |

| 僵蚕 2 | 薄荷 3 | 连翘 3 | 牛蒡子 3 | 辛凉疏散头面风热 |

| 马勃 3 | 板蓝根 3 | 玄参 6 | 上行清热解毒 |

| 甘草 6 | 桔梗 6 | 清利咽喉 |

| 陈皮 6 | 理气疏壅 |

注：作汤服或蜜拌为丸　柴胡 3　升麻 2　疏散风热 引诸药上头面

功　　用：清热解毒，疏散风邪。

主　　治：大头瘟。

诊治要点：恶寒发热，头面肿盛，
舌红苔白兼黄，脉浮数。

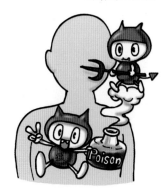

方歌

普济消毒蒡芩连
甘桔蓝根勃翘玄
升麻陈薄僵蚕入
大头瘟毒服之痊

/// 速记

陈胜巧拦截牛马，秦国老将才凯旋

清热剂

《医方集解》

龙胆泻肝汤

【以君药及功效命名】

龙胆 酒炒
6
清肝胆实火　泻肝胆湿热

黄芩 炒
9

栀子 酒炒
9

泻火解毒
燥湿清热

木通 6　**泽泻** 9　**车前子** 6　**生地黄** 酒炒　**当归** 酒炒 3　**柴胡** 6

渗湿泄热　导热下行　　养阴凉血　　补血行血　　疏畅肝胆

甘草 6

调和诸药
缓苦寒之品　防其伤胃

功　　用：清肝胆实火，泻下焦湿热。

主　　治：肝胆实火上炎证，肝胆湿热
下注证。

诊治要点：口苦，溺赤，舌红苔黄，
脉弦数有力。

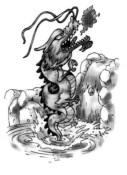

方歌

龙胆泻肝栀芩柴

生地车前泽泻偕

木通甘草当归合

肝经湿热力能排

速记

龙车通黄山
当地卸柴草

《丹溪心法》

左金丸

【又名萸连丸、回令丸。古人谓金令得行于左而平肝也。本方取泻火保金，以金制木之意命名】

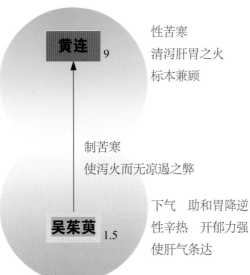

黄连 9
性苦寒
清泻肝胃之火
标本兼顾

制苦寒
使泻火而无凉遏之弊

吴茱萸 1.5
下气　助和胃降逆
性辛热　开郁力强
使肝气条达

功　　用：清泻肝火，降逆止呕。

主　　治：肝火犯胃证。

诊治要点：呕吐吞酸，胁痛口苦，
　　　　　舌红苔黄，脉弦数。

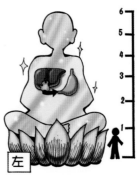

方歌

左金连萸六一丸

肝火犯胃吐吞酸

再加芍药名戊己

热泻热痢服之安

/// 速记

萸连丸1:6

《小儿药证直诀》

泻黄散

【黄色属脾，泻黄即泻脾经之热。以功效与剂型命名】

苦寒泻火　**栀子** 3　　**石膏** 5　　甘寒
　　　　　　　　　　　　　　　清脾胃热

防风 12　重用：升散脾中伏火
　　　　　　　与膏栀配伍
　　　　　　　不伤脾胃之阳

藿香 5　芳香醒脾
　　　　　振脾胃气机

甘草 9　泻火调药和中

功　　用： 泻脾胃伏火。

主　　治： 脾胃伏火。

诊治要点： 口疮口臭，烦渴易饥，
　　　　　　脾热弄舌，口燥唇干，
　　　　　　舌红脉数。

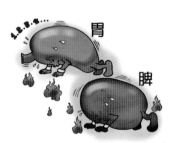

清热剂

方歌
泻黄甘草与防风
石膏栀子藿香充
炒香蜜酒调和服
胃热口疮并见功

/// **速记**

泻黄拾草放山火

《兰室秘藏》

清胃散

【有清胃热之功，制散而服，故名】

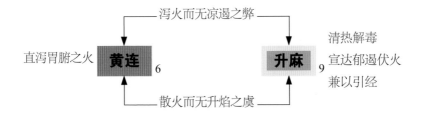

泻火而无凉遏之弊

直泻胃腑之火 **黄连** 6 **升麻** 9

清热解毒
宣达郁遏伏火
兼以引经

散火而无升焰之虞

牡丹皮 9 凉血清热　　**生地黄** 6 凉血滋阴

当归 6 养血和血

功　　用：清胃凉血。

主　　治：胃火牙痛。

诊治要点：牙痛牵引头痛，口气热臭，
　　　　　舌红苔黄，脉滑数。

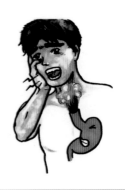

方歌

清胃散用升麻连

生地丹皮当归全

或加石膏清胃火

口疮吐衄与牙宣

/// **速记**

黄妈当生母

《小儿药证直诀》

泻白散

【又名"泻肺散"，白者，肺之色。泻白，泻肺气伏火之有余也】

清
热
剂

桑白皮 炒 15

清泻肺热
平喘止咳

地骨皮 炒 15

助君泻肺中伏火
兼养阴

养胃和中　以扶肺气

甘草 炙 3

粳米 3

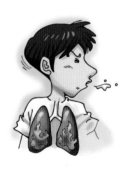

功　　用：清泻肺热，平喘止咳。

主　　治：肺热喘咳证。

诊治要点：咳喘气急，皮肤蒸热，
　　　　　舌红苔黄，脉细数。

方歌

泻白甘草地骨皮

桑皮再加粳米宜

泻肺清热平咳喘

又可和中与健脾

/// 速记

白骨精是草包

54

《素问病机气宜保命集》

芍药汤

【以方中君药与剂型为名】

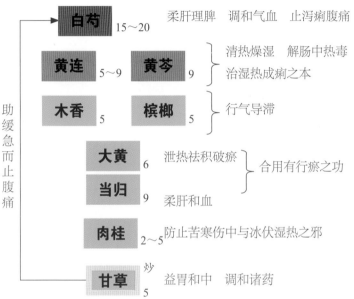

助缓急而止腹痛

白芍 15~20　柔肝理脾　调和气血　止泻痢腹痛

黄连 5~9　**黄芩** 9　清热燥湿　解肠中热毒　治湿热成痢之本

木香 5　**槟榔** 5　行气导滞

大黄 6　泄热祛积破瘀　合用有行瘀之功

当归 9　柔肝和血

肉桂 2~5　防止苦寒伤中与冰伏湿热之邪

甘草 炒 5　益胃和中　调和诸药

功　　用：清热燥湿，调气和血。

主　　治：湿热痢疾。

诊治要点：痢下赤白，腹痛里急，
　　　　　　苔腻微黄。

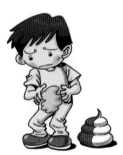

方歌

芍药汤内用大黄

芩连归桂槟草香

清热燥湿调气血

里急便脓自然康

/// 速记

秦香莲当兵患痢疾
桂将军找草药医

《伤寒论》

白头翁汤

【以方中君药与剂型命名】

清热解毒
凉血止痢

白头翁  15

↑

助君药清热解毒
燥湿止痢

黄柏 12 ———————— **黄连** 6

泻下焦湿热

清热解毒
燥湿厚肠

秦皮 12

清热止痢

功　　用：清热解毒，凉血止痢。

主　　治：热毒痢疾。

诊治要点：下痢赤多白少，腹痛，里急后重，
　　　　　　肛门灼热，舌红苔黄，脉弦数。

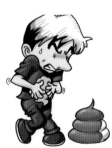

方歌

白头翁汤治热痢
黄连黄柏与秦皮
味苦牲寒能凉血
解毒坚阴功效奇

/// 速记

秦莲拜拜

《伤寒直格方论》

六一散

【滑石：甘草的用药比例为6∶1，故名】

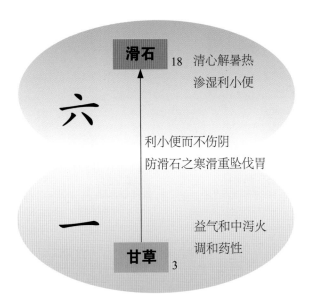

滑石 18　清心解暑热
　　　　渗湿利小便

六

利小便而不伤阴
防滑石之寒滑重坠伐胃

一

　　　　益气和中泻火
　　　　调和药性
甘草 3

功　　用：清暑利湿。

主　　治：暑湿证。

诊治要点：身热烦渴，小便不利。

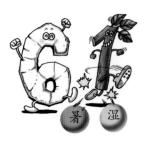

方歌

六一散用滑石草

清暑利湿有功效

益元碧玉与鸡苏

砂黛薄荷加之好

/// **速记**

同方歌

《温热经纬》

清暑益气汤

【以功效命名，有清暑热、益元气之功】

清
热
剂

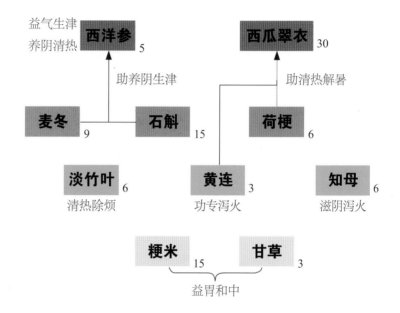

益气生津
养阴清热 **西洋参** 5 　　　**西瓜翠衣** 30

助养阴生津 　　　　助清热解暑

麦冬 9 — **石斛** 15 　　　**荷梗** 6

淡竹叶 6 　　**黄连** 3 　　**知母** 6
清热除烦 　　　功专泻火 　　　滋阴泻火

粳米 15 — **甘草** 3
益胃和中

功　　用：清暑益气，养阴生津。

主　　治：暑热气津两伤证。

诊治要点：体倦少气，口渴汗多，
　　　　　　脉虚数。

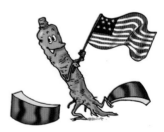

**方
歌**

清暑益气西洋参

竹叶知草与荷梗

麦冬米斛连瓜翠

善治中暑气伤阴

///速记

西湖荷叶翠，草黄更知冬

《温病条辨》

青蒿鳖甲汤

【以两味君药命名】

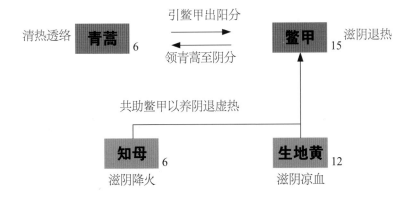

清热透络　**青蒿** 6　　引鳖甲出阳分 →　　← 领青蒿至阴分　　**鳖甲** 15　滋阴退热

共助鳖甲以养阴退虚热

知母 6　　　　　　**生地黄** 12
滋阴降火　　　　　　滋阴凉血

牡丹皮 9
泻阴中伏火

清热剂

功　用： 养阴透热。

主　治： 温病后期，邪伏阴分证。

诊治要点： 夜热早凉，热退无汗，
　　　　　　　舌红少苔，脉细数。

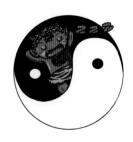

/// **速记**

母鳖好生蛋

清热剂诊断寻方

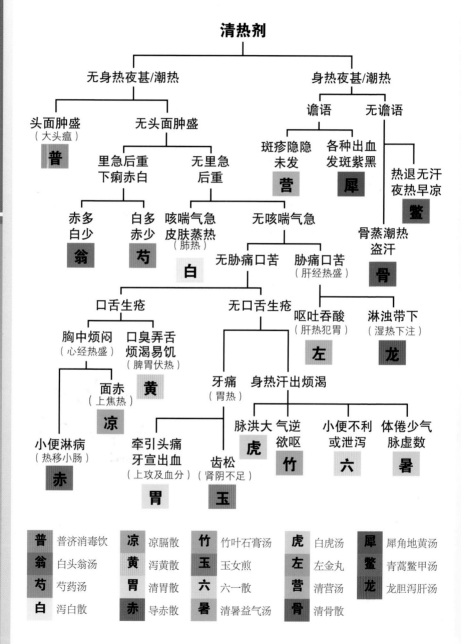

清热剂

无身热夜甚/潮热 | 身热夜甚/潮热

无身热夜甚/潮热

头面肿盛（大头瘟）
普

无头面肿盛

里急后重 下痢赤白

无里急后重

赤多白少 **翁**

白多赤少 **芍**

咳喘气急 皮肤蒸热（肺热）
白

无咳喘气急

无胁痛口苦

胁痛口苦（肝经热盛）

口舌生疮

无口舌生疮

胸中烦闷（心经热盛）

口臭弄舌 烦渴易饥（脾胃伏热）
黄

面赤（上焦热）
凉

牙痛（胃热）

身热汗出烦渴

小便淋病（热移小肠）
赤

牵引头痛 牙宣出血（上攻及血分）
胃

齿松（肾阴不足）
玉

脉洪大
虎

气逆欲呕
竹

小便不利或泄泻
六

体倦少气 脉虚数
暑

身热夜甚/潮热

谵语 | 无谵语

斑疹隐隐未发
营

各种出血发斑紫黑
犀

热退无汗 夜热早凉
鳖

骨蒸潮热盗汗
骨

呕吐吞酸（肝热犯胃）
左

淋浊带下（湿热下注）
龙

普 普济消毒饮	**凉** 凉膈散	**竹** 竹叶石膏汤	**虎** 白虎汤	**犀** 犀角地黄汤
翁 白头翁汤	**黄** 泻黄散	**玉** 玉女煎	**左** 左金丸	**鳖** 青蒿鳖甲汤
芍 芍药汤	**胃** 清胃散	**六** 六一散	**营** 清营汤	**龙** 龙胆泻肝汤
白 泻白散	**赤** 导赤散	**暑** 清暑益气汤	**骨** 清骨散	

清热剂小结

	方名	组成	功用	主治	诊治要点	备注
清气分热	白虎汤	石膏、知母、粳米、炙甘草	清热生津	阳明气分热盛证	身大热，汗大出，口大渴，脉洪大	阳明气分热盛证之代表方
	竹叶石膏汤	石膏、淡竹叶、半夏、麦冬、人参、粳米、炙甘草	清热生津益气和胃	伤寒、温病、暑病余热未清，气津两伤证	身热多汗，气逆欲呕，烦渴喜饮，口干，舌红少津，脉虚数	清热兼益气养阴之剂
清营凉血	清营汤	水牛角、生地黄、玄参、麦冬、金银花、连翘、丹参、黄连、淡竹叶	清营解毒透热养阴	热入营分证	身热夜甚，神烦少寐，斑疹隐隐，舌绛而干，脉数	温病热邪入营分证之常用方
	犀角地黄汤	水牛角、生地黄、牡丹皮、白芍	清营解毒凉血散瘀	热入血分证，热伤血络证	各种失血，斑色紫黑，神昏谵语，身热舌绛	热毒深陷血分之耗血动血证之常用方
	清瘟败毒饮	生石膏、生地黄、黄连、栀子、桔梗、黄芩、知母、赤芍、玄参、连翘、甘草、牡丹皮、淡竹叶	清营解毒凉血泻火	温疫热毒，气血两燔证	大热渴饮，头痛如劈，干呕烦躁，谵语神昏，脉数，舌绛唇焦	合白虎汤、犀角地黄汤、黄连解毒汤之功，为气血两清之剂

	方名	组成	功用	主治	诊治要点	备注
清热解毒	普济消毒饮	黄芩、黄连、僵蚕、薄荷、连翘、牛蒡子、马勃、板蓝根、玄参、甘草、桔梗、陈皮、柴胡、升麻	清热解毒疏风散邪	大头瘟	头面肿盛，恶寒发热，舌红苔白兼黄，脉浮数	治疗大头瘟之常用方
	黄连解毒汤	黄连、黄芩、黄柏、栀子	泻火解毒	三焦火毒热盛证	大热烦躁，口燥咽干，舌红苔黄，脉数有力	除三焦火毒之代表方
	凉膈散	连翘、大黄、芒硝、甘草、栀子、薄荷、黄芩、淡竹叶、蜂蜜	泻火通便清上泄下	上中二焦火热证	胸膈烦热，面赤唇焦，烦躁口渴，舌红苔黄，脉数	上中二焦火热证之常用方
清脏腑热	导赤散	木通、生地黄、甘草、淡竹叶	清心利水养阴通淋	心经火热证	心胸烦热，口渴，口舌生疮或小便赤涩，舌红脉数	清心利水养阴之常用方
	龙胆泻肝汤	龙胆、黄芩、栀子、木通、泽泻、车前子、生地黄、当归、柴胡、甘草	清肝胆实火，泻下焦湿热	肝胆实火上炎证，肝胆湿热下注证	口苦溺赤，舌红苔黄，脉弦数有力	清肝胆实火、泻下焦湿热之常用方

方名	组成	功用	主治	诊治要点	备注
泻青丸	龙胆、栀子、当归、大黄、川芎、羌活、防风	清泻肝火	肝经郁火	目赤肿痛，烦躁易怒，不能安卧，尿赤便秘，脉洪实	清泻肝火之剂
左金丸（萸连丸，得令丸）	黄连、吴茱萸	清泻肝火降逆止呕	肝火犯胃证	呕吐吞酸，胁痛口苦，舌红苔黄，脉弦数	肝火犯胃证之常用方
泻黄散	栀子、石膏、防风、藿香、甘草	泻脾胃伏火	脾胃伏火	口疮口臭，烦渴易饥，口燥唇干，舌红脉数	泻脾胃伏火之常用方
清胃散	黄连、升麻、牡丹皮、生地黄、当归	清胃凉血	胃火牙痛	牙痛牵引头痛，口气热臭，舌红苔黄，脉滑数	清胃凉血牙痛之常用方
泻白散（泻肺散）	桑白皮、地骨皮、炙甘草、粳米	清泻肺热平喘止咳	肺热喘咳证	咳喘气急，皮肤蒸热，舌红苔黄，脉细数	治肺热咳嗽之常用方
芍药汤	白芍、黄连、黄芩、木香、槟榔、大黄、当归、肉桂、甘草	清热燥湿调气和血	湿热痢疾	痢下赤白，腹痛里急，苔腻微黄	治疗湿热痢之常用方
白头翁汤	白头翁、黄柏、黄连、秦皮	清热解毒凉血止痢	热毒痢疾	下痢赤多白少，腹痛，里急后重，舌红苔黄，脉弦数	治疗热痢代表方

清脏腑热（左侧纵向标题）

	方名	组成	功用	主治	诊治要点	备注
清脏腑热	玉女煎	石膏、熟地黄、知母、麦冬、牛膝	清胃热，滋肾阴	胃热阴虚证	牙痛齿松，烦热干渴，舌红苔黄而干	胃热阴虚代表方
清热祛暑	六一散	滑石、甘草	祛暑利湿	暑湿证	身热烦渴，小便不利	治疗暑湿之基础方
	清暑益气汤	西洋参、西瓜翠衣、麦冬、石斛、荷梗、淡竹叶、黄连、知母、粳米、甘草	清暑益气养阴生津	暑热气津两伤证	体倦少气，口渴汗多，脉虚数	暑热伤津耗气证之常用方
清虚热	青蒿鳖甲汤	青蒿、鳖甲、知母、生地黄、牡丹皮	养阴透热	温病后期，邪伏阴分证	夜热早凉，热退无汗，舌红少苔，脉细数	主治余热未尽，阴液不足之虚热证
	清骨散	银柴胡、知母、胡黄连、地骨皮、秦艽、青蒿、鳖甲	清虚热，退骨蒸	虚劳发热	骨蒸潮热，形瘦盗汗，舌红少苔，脉细数	主治阴虚内热之骨蒸潮热
	秦艽鳖甲汤	秦艽、鳖甲、柴胡、知母、地骨皮、当归、青蒿、乌梅	滋阴养血清热除蒸	风劳病	骨蒸盗汗，肌肉消瘦，唇红颊赤，脉微数，午后潮热，咳嗽困倦	主治风劳之骨蒸盗汗
	当归六黄汤	当归、生地黄、熟地黄、黄芩、黄连、黄柏、黄芪	滋阴泻火固表止汗	阴虚火旺盗汗	盗汗面赤，心烦溲赤，舌红，脉数	主治阴虚火旺之盗汗

第十章

温里剂

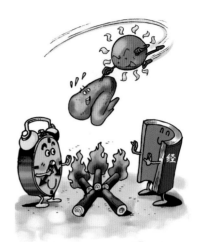

定义

凡以温热药为主组成，具有温里助阳，散寒通脉等作用，用于治疗里寒证的方剂，统称温里剂。

分类

※温中祛寒　　中焦虚寒证

※回阳救逆　　阳气衰微，阴寒内盛，阴盛格阳或戴阳等证

※温经散寒　　寒邪凝滞经脉

注意点

1. 辨清寒证所在部位。

2. 辨清寒证真假。

3. 辨清寒证虚实。

4. 药入口即吐者为格拒，可热药冷服或少佐苦寒、咸寒之品。

温里剂

《伤寒论》

理中丸

【以其调理脾胃阳气的功能命名。阳之动始于温，温气得而谷精运，谷气升而中气腾，故名"理中"】

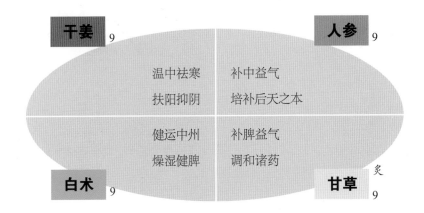

干姜 9

温中祛寒
扶阳抑阴

人参 9

补中益气
培补后天之本

健运中州
燥湿健脾

补脾益气
调和诸药

白术 9

甘草 炙 9

功　　用：温中散寒，补气健脾。

主　　治：脾胃虚寒证。

诊治要点：吐、痢、冷、痛为主症，
畏寒肢冷，舌淡苔白，
脉沉迟或沉细。

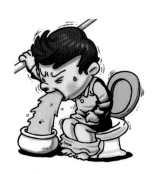

方歌

理中丸主温中阳

人参甘草术干姜

呕吐腹痛阴寒盛

或加附子更扶阳

/// **速记**

理中国老珠江人

■ 温里剂

《伤寒论》

小建中汤

【有平补阴阳，调和营卫而建立中气的作用。小，是与大建中相比药力较和缓之意】

益脾气，养脾阴
温中缓急止痛

| 饴糖 30 | ——— | 桂枝 9 | 温阳而祛虚寒 |

助辛甘养阳
益气温中缓急

甘草 灸 6
益气

白芍 18
敛阴
}酸甘化阴
柔肝益脾和营

生姜 6
温胃

大枣 4枚
补脾
}升腾中焦之气
而调营卫

功　　用：温中补虚，和里缓急。

主　　治：虚劳里急。

诊治要点：腹痛喜按喜温，心悸发热，
面色无华，舌淡红，
脉沉弱或细弦。

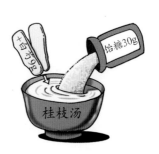

方歌

小建中汤芍药多
桂枝甘草姜枣和
更加饴糖补中气
虚劳腹痛服之瘥

/// 速记

桂芝要用饴糖炒姜枣

67

左侧竖排：温里剂

《金匮要略》

大建中汤

【为辛热甘温之剂，能大祛阴寒而复建中焦虚损之阳气，故名】

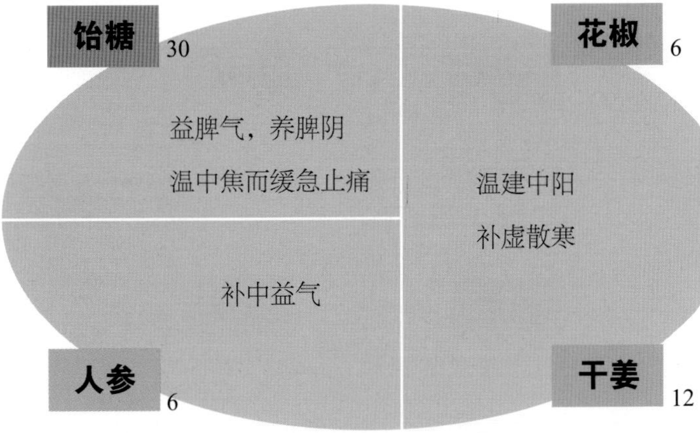

饴糖 30	花椒 6
益脾气，养脾阴 温中焦而缓急止痛	温建中阳 补虚散寒
补中益气	
人参 6	干姜 12

与小建中汤之比较：大建中汤纯用辛甘之品温建中阳，其补虚散寒之力远较小建中汤为峻，且有降逆止呕作用，故名大建中，用于治中阳衰弱，阴寒内盛之腹痛呕逆。

功　　用：温中补虚，降逆止痛。

主　　治：虚寒腹痛。

诊治要点：心胸中大寒痛，呕不能食，腹中寒，上冲皮起，见有头足，上下痛而不可触近，舌苔白滑，脉细紧。

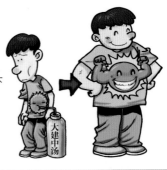

方歌

大建中汤建中阳

蜀椒干姜参饴糖

阴盛阳虚腹冷痛

温补中焦止痛强

/// 速记

大建中叫人参讲一堂

《伤寒论》

吴茱萸汤

【以君药与剂型命名】

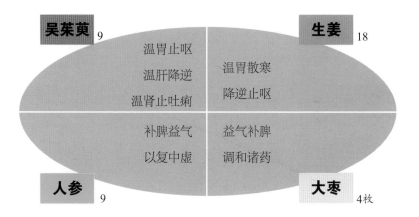

吴茱萸 9

温胃止呕
温肝降逆
温肾止吐痢

生姜 18

温胃散寒
降逆止呕

补脾益气
以复中虚

益气补脾
调和诸药

人参 9

大枣 4枚

功　　用：温中补虚，降逆止呕。

主　　治：虚寒呕吐。

诊治要点：四肢欠温，畏寒喜热，
　　　　　呕吐或干呕吐涎沫，
　　　　　舌淡苔滑，脉细迟或弦细。

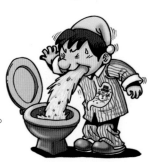

方歌

吴茱萸汤参枣姜

肝胃虚寒此方良

阳明寒呕少阴利

厥阴头痛亦堪尝

/// **速记**

姜大人配吴玉

温里剂

《伤寒论》

四逆汤

【本方是主治少阴病四肢厥逆之汤剂，故名】

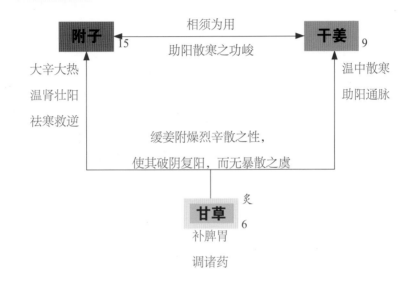

附子 15 —— 相须为用 —— **干姜** 9

助阳散寒之功峻

大辛大热　　　　　　　　　　　　　　温中散寒
温肾壮阳　　　　　　　　　　　　　　助阳通脉
祛寒救逆

缓姜附燥烈辛散之性，

使其破阴复阳，而无暴散之虞

甘草 炙 6
补脾胃
调诸药

功　　用： 回阳救逆。

主　　治： 少阴病。

诊治要点： 四肢厥冷，神衰欲寐，
舌淡苔白，脉微。

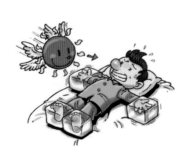

方歌

四逆汤中附草姜

四肢厥冷急煎尝

腹痛吐泻脉微细

急投此方可回阳

///速记

老夫子将回阳救四逆

《伤寒六书》

回阳救急汤

【本方为回阳救逆之汤剂，故名】

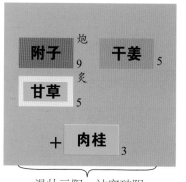

四逆汤（回阳救逆）

附子 炮 9

干姜 5

甘草 炙 5

＋ 肉桂 3

温壮元阳，祛寒破阴

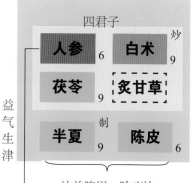

六君子汤（益气健脾）

四君子

人参 6　白术 炒 9

茯苓 9　炙甘草

半夏 制 9　陈皮 6

补益脾胃，除痰饮

益气生津

麝香 0.1 ——发中有收—— 五味子 3

开窍通脉　　　　　益气生津

温
里
剂

功　用：回阳救急，益气生脉。

主　治：寒邪直中三阴，真阳衰微。

诊治要点：恶寒蜷卧，厥、痢、
　　　　　脉微、神衰欲寐并见。

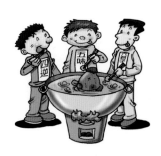

方歌

回阳救急用六君

桂附干姜五味寻

加麝三厘或胆汁

三阴寒厥建奇勋

/// **速记**

四五六吃香肉

温
里
剂

《伤寒论》

当归四逆汤

【以当归为主药，主治血虚寒客之四肢厥逆，故名】

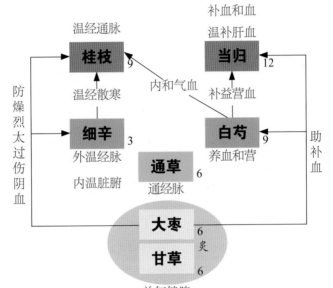

温经通脉　　　　　　补血和血
　　　　　　　　　　温补肝血

桂枝 9　　　　**当归** 12

温经散寒　　内和气血　　补益营血

防燥烈太过伤阴血

细辛 3　　　　**白芍** 9

外温经脉　　　　　养血和营　　助补血
内温脏腑

通草 6

通经脉

大枣 6
炙
甘草 6

益气健脾

调和诸药

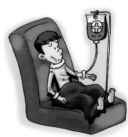

功　　用：温经散寒，养血通脉。

主　　治：血虚寒厥证。

诊治要点：手足厥寒，舌淡，脉细欲绝。

方歌

当归四逆桂芍枣

细辛甘草与通草

血虚肝寒四肢厥

煎服此方乐陶陶

/// 速记

要心肝当通知我

温里剂诊断寻方

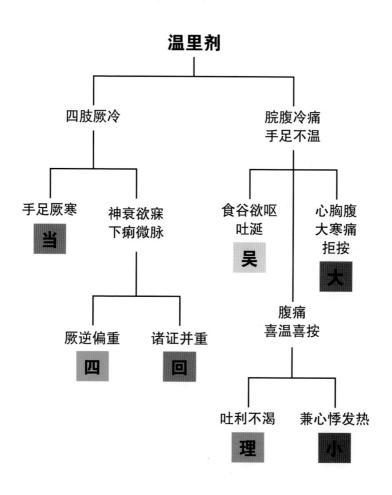

温里剂

四肢厥冷

- 手足厥寒
  当
- 神衰欲寐
  下痢微脉
  - 厥逆偏重
    四
  - 诸证并重
    回

脘腹冷痛
手足不温

- 食谷欲呕
  吐涎
  吴
- 心胸腹
  大寒痛
  拒按
  大
- 腹痛
  喜温喜按
  - 吐利不渴
    理
  - 兼心悸发热
    小

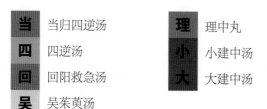

当	当归四逆汤	**理**	理中丸
四	四逆汤	**小**	小建中汤
回	回阳救急汤	**大**	大建中汤
吴	吴茱萸汤		

温里剂

温里剂小结

	方名	组成	功用	主治	诊治要点	备注
温中祛寒	理中丸	干姜、人参、白术、炙甘草	温中散寒补气健脾	脾胃虚寒证	吐、痢、冷、痛为主症，畏寒肢冷，舌淡苔白，脉沉迟或沉细	中焦虚寒腹痛吐痢之代表方
	小建中汤	饴糖、桂枝、炙甘草、白芍、生姜、大枣	温中补虚和里缓急	虚寒里急证	腹痛喜温喜按，心悸，发热，面色无华，舌淡红，脉沉弱或细弦	温建中脏之主方
	大建中汤	饴糖、花椒、人参、干姜	温中补虚降逆止痛	虚寒腹痛	心胸中大寒痛，呕不能食，腹中寒，上冲皮起，见有头足，上下痛而不可触近，舌苔白滑，脉细紧	虚寒腹痛之常用方
	吴茱萸汤	吴茱萸、生姜、人参、大枣	温中补虚降逆止呕	虚寒呕吐	四肢欠温，畏寒喜热，呕吐或干呕，吐涎沫，舌淡苔滑，脉细、迟或弦细	虚寒呕逆证之常用方

	方名	组成	功用	主治	诊治要点	备注
回阳救逆	四逆汤	<u>附子</u>、干姜、炙甘草	回阳救逆	少阴病	四肢厥冷，神衰欲寐，舌淡苔白，脉微	回阳救逆之代表方
	回阳救急汤	<u>附子</u>、<u>人参</u>、干姜、白术、炙甘草、茯苓、肉桂、半夏、陈皮、麝香、五味子	回阳救急益气生脉	寒邪直中三阴，真阳衰微证	恶寒蜷卧，厥、痢、脉微、神衰欲寐并见	回阳救逆之常用方
温经散寒	当归四逆汤	<u>当归</u>、<u>桂枝</u>、细辛、白芍、通草、大枣、炙甘草	温经散寒养血通脉	血虚寒厥证	手足厥寒，舌淡，脉细欲绝	血虚寒厥证之常用方

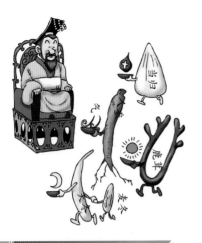

第十一章

补益剂

定义

凡以补益药为主组成，具有补养人体气、血、阴、阳等作用，主治各种虚证的方剂，统称补益剂。

分类

※补气　　　　气虚证

※补血　　　　血虚证

※气血双补　　气血两虚证

※补阴　　　　阴虚证

※补阳　　　　阳虚证

※阴阳并补　　阴阳两虚证

注意点

1. 辨清真假虚实。

2. 虚证不受补者，宜先调理脾胃，适当配合健脾和胃、理气消导之品。

《太平惠民和剂局方》

四君子汤

【本方含药物四味，皆平和之品，平补不峻，故称为君子】

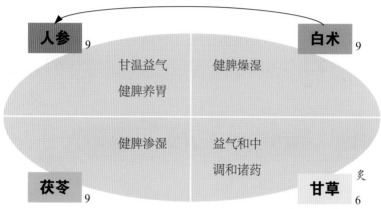

加强益气助运之力

人参 9	白术 9
甘温益气 健脾养胃	健脾燥湿
健脾渗湿	益气和中 调和诸药
茯苓 9	甘草 炙 6

补益剂

功　用：益气健脾。

主　治：脾胃气虚证。

诊治要点：面色㿠白，食少，气短，
四肢无力，舌淡苔白，
脉虚弱。

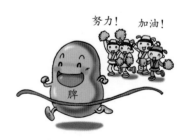

努力！　加油！

脾

方歌

四君子汤中和义

参术茯苓甘草比

益以夏陈名六君

健脾化痰又理气

/// 速记

四君子者，白老夫人

《太平惠民和剂局方》

参苓白术散

【以方中主要药物与剂型命名】

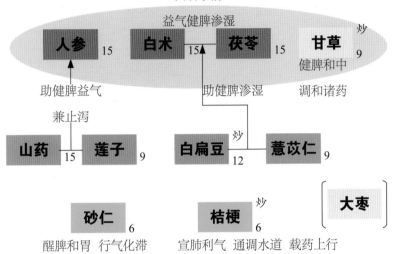

四君子汤

益气健脾渗湿

| 人参 15 | 白术 15 | 茯苓 15 | 甘草 炒 9 |

助健脾益气　　　　　　助健脾渗湿　　健脾和中

兼止泻　　　　　　　　　　　　　　调和诸药

| 山药 15 | 莲子 9 |　　| 白扁豆 炒 12 | 薏苡仁 9 |

| 砂仁 6 | 桔梗 炒 6 |　　| 大枣 |

醒脾和胃　行气化滞　　宣肺利气　通调水道　载药上行

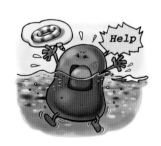

功　用： 益气健脾，渗湿止泻。

主　治： 脾虚夹湿证。

诊治要点： 面色萎黄，形体消瘦，
四肢乏力，饮食不化，
泄泻，舌苔白腻，脉虚缓。

方歌

参苓白术扁豆陈

山药白莲砂薏仁

桔梗上浮兼保肺

枣汤调服益脾神

/// **速记**

一连人上山四君子找树根

《脾胃论》

补中益气汤

【具益气升阳，调补中焦脾胃之功效，故名】

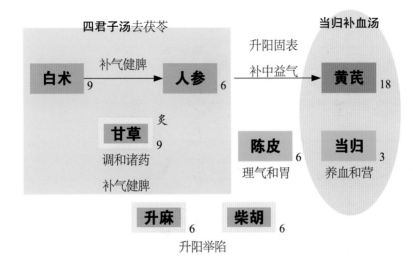

四君子汤去茯苓

白术 9 —补气健脾→ 人参 6 —补中益气→ 黄芪 18

升阳固表
补中益气

当归补血汤

甘草 炙 9
调和诸药
补气健脾

陈皮 6
理气和胃

当归 3
养血和营

升麻 6   柴胡 6
升阳举陷

功　　用：补中益气，升阳举陷。

主　　治：脾胃气虚证，气虚下陷证，
气虚发热证。

诊治要点：体倦乏力，少气懒言，
面色㿠白，脉虚软无力。

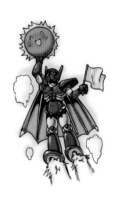

方歌

补中益气芪术陈

升柴参草当归身

虚劳内伤功独擅

亦治阳虚外感因

/// 速记

异功无妇，胡马当妻

补益剂

录自《医方类聚》

玉屏风散

【本方内可补益肺气，外如挡风之屏障，珍贵如玉，用之以散，故名】

补益剂

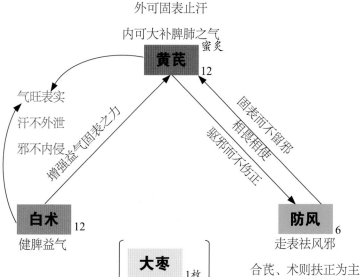

外可固表止汗

内可大补脾肺之气

黄芪 蜜炙 12

气旺表实
汗不外泄
邪不内侵

增强益气固表之力

固表而不留邪
相畏相使
驱邪而不伤正

白术 12
健脾益气

大枣 1枚

防风 6
走表祛风邪

合芪、术则扶正为主

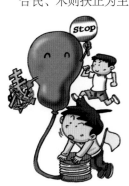

功　　用：益气固表止汗。

主　　治：表虚自汗。

诊治要点：自汗恶风，面色㿠白，
　　　　　　舌淡，脉虚。

方歌

玉屏组合少而精

芪术防风鼎足形

表虚汗多易感冒

药虽相畏效相成

/// 速记

玉屏风骑白猪

《医学启源》

生脉散

【 本方可益气生津，气阴复则脉生，用之以散，故名 】

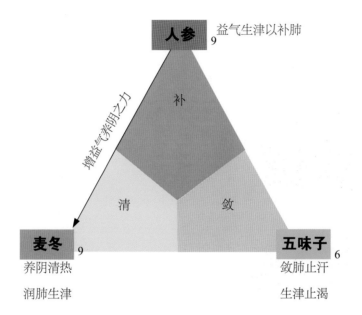

人参 9　益气生津以补肺

补

增益气养阴之力

清　　　敛

麦冬 9
养阴清热
润肺生津

五味子 6
敛肺止汗
生津止渴

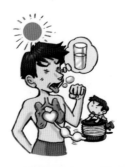

功　　用：益气生津，敛阴止汗。

主　　治：温热，暑热，耗气伤阴证，
　　　　　久咳肺虚，气阴两虚证。

诊治要点：体倦，气短，咽干，
　　　　　舌红，脉虚。

方歌

生脉麦味与人参

保肺清心治暑淫

气少汗多兼口渴

病危脉绝急煎斟

/// **速记**

生脉为人脉

补益剂

《仙授理伤续断秘方》

四物汤

【此方由四味药组成，皆补血入肝之物，故名】

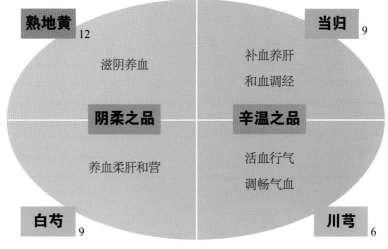

熟地黄 12	当归 9
滋阴养血	补血养肝 和血调经
阴柔之品	辛温之品
养血柔肝和营	活血行气 调畅气血
白芍 9	川芎 6

注：四物汤 + 阿胶、艾叶、甘草 = 阿胶汤

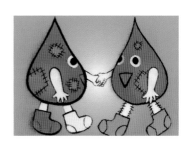

功　　用：补血和血。

主　　治：营血虚滞证。

诊治要点：心悸头晕，面色无华，
舌淡，脉细。

方歌

四物地芍与归芎
血家百病此方宗
妇女经病凭加减
临证之时可变通

/// 速记

当地传说四物汤

五大补益名方比较表

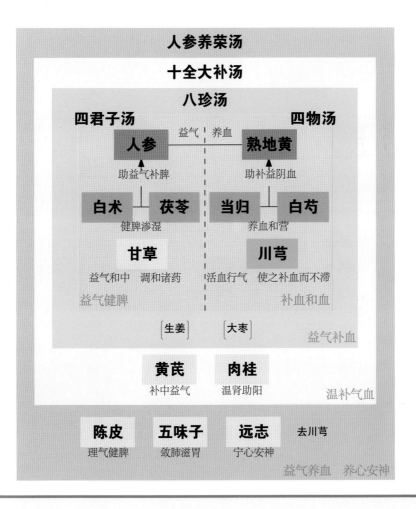

人参养荣汤

十全大补汤

八珍汤

四君子汤   四物汤

| 人参 | 益气 养血 | 熟地黄 |

助益气补脾   助补益阴血

白术 — 茯苓   当归 — 白芍

健脾渗湿   养血和营

甘草   川芎

益气和中 调和诸药   活血行气 使之补血而不滞

益气健脾   补血和血

[生姜]   [大枣]

益气补血

黄芪   肉桂

补中益气   温肾助阳

温补气血

陈皮   五味子   远志   去川芎

理气健脾   敛肺滋胃   宁心安神

益气养血   养心安神

《济生方》

归脾汤

【以功效命名，其治不论益气、生血、统血、摄血，终归于脾】

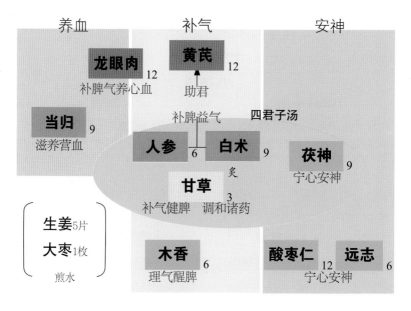

养血　　　　　补气　　　　　安神

龙眼肉 12
补脾气养心血

黄芪 12
助君

当归 9
滋养营血

补脾益气　　　四君子汤

人参 6 — 白术 9
炙

茯神 9
宁心安神

甘草 3
补气健脾　调和诸药

生姜 5片
大枣 1枚
煎水

木香 6
理气醒脾

酸枣仁 12　远志 6
宁心安神

功　用：益气补血，健脾养心。

主　治：脾不统血证，心脾气血两虚证。

诊治要点：心悸失眠，体倦食少，便血及崩漏，舌淡，脉细弱。

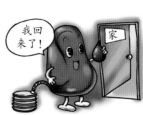

我回来了！

家

方歌

归脾汤用参术芪

归草茯神远志齐

酸枣木香龙眼肉

煎加姜枣益心脾

怔忡健忘俱可却

肠风崩漏总能医

/// 速记

四君归期早，远知龙眼香

《内外伤辨惑论》

当归补血汤

【以方中主药及功效命名】

黄芪 30

大补脾肺
以补气血

阳生阴长
气旺血生
诸证自除

当归 6

养血和营

功　　用：补气生血。

主　　治：血虚发热证。

诊治要点：肌热，口渴喜热饮，面红，
脉大而虚，重按无力。

气

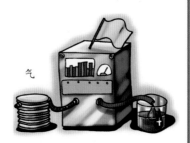

方歌

当归补血重黄芪

甘温除热法颇奇

黄芪一两归二钱

阳生阴长理奥秘

/// **速记**

当归补血，黄芪生气

《小儿药证直诀》

六味地黄丸

【以熟地黄为君药，共六味药组成，故名】

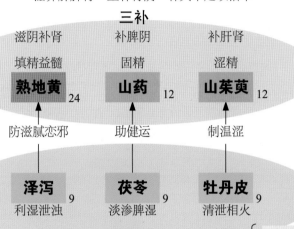

滋养肝脾肾　主补肾阴　补其不足以治本

三补

| 滋阴补肾 | 补脾阴 | 补肝肾 |
| 填精益髓 | 固精 | 涩精 |

熟地黄 24　　**山药** 12　　**山茱萸** 12

防滋腻恋邪　　助健运　　制温涩

泽泻 9　　**茯苓** 9　　**牡丹皮** 9

利湿泄浊　　淡渗脾湿　　清泄相火

三泻

渗湿浊　清虚热　平其偏性以治标

蜂蜜
炼蜜为丸

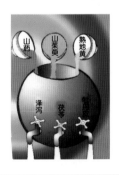

功　　用： 滋阴补肾。

主　　治： 肾阴虚证。

诊治要点： 腰膝酸软，头晕目眩，
　　　　　　　口燥咽干，舌红少苔，
　　　　　　　脉沉细数。

方歌

六味地黄益肝肾　丹泽萸苓山药专

再加知柏成八味　阴虚火旺可煎餐

养阴明目加杞菊　滋阴都气五味先

肺肾两调金水生　麦冬加入长寿丸

/// **速记**

地八山山四
丹泽茯苓三

六味地黄系列方比较表

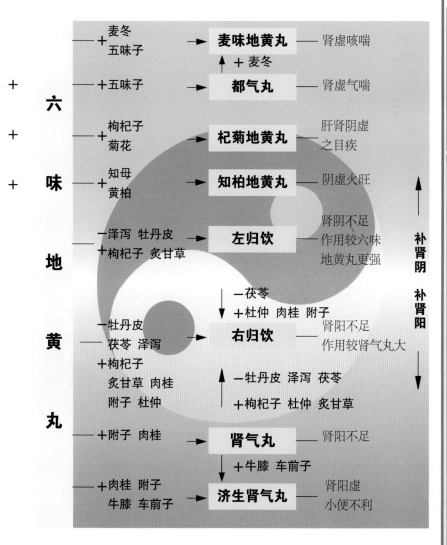

六味地黄丸

加减	方名	主治
＋麦冬 五味子	**麦味地黄丸**	肾虚咳喘
＋五味子	**都气丸**	肾虚气喘
枸杞子 菊花	**杞菊地黄丸**	肝肾阴虚之目疾
＋知母 黄柏	**知柏地黄丸**	阴虚火旺
－泽泻 牡丹皮 ＋枸杞子 炙甘草	**左归饮**	肾阴不足 作用较六味地黄丸更强
－牡丹皮 茯苓 泽泻 ＋枸杞子 炙甘草 肉桂 附子 杜仲	**右归饮**	肾阳不足 作用较肾气丸大
＋附子 肉桂	**肾气丸**	肾阳不足
＋肉桂 附子 牛膝 车前子	**济生肾气丸**	肾阳虚 小便不利

＋麦冬

－茯苓 ＋杜仲 肉桂 附子

－牡丹皮 泽泻 茯苓 ＋枸杞子 杜仲 炙甘草

＋牛膝 车前子

补肾阴　补肾阳

《景岳全书》

左归丸

【左：肾之元阴；归：属于趋向之意。此方具滋补肾阴之功效，故名】

六味地黄丸去三泻
（泽泻、茯苓、牡丹皮）

峻补精髓
（血肉有情之品）

熟地黄 24
滋肾益精 填补真阴

山茱萸 12
养肝滋肾
涩精敛汗

山药 炒 12
补脾益阴
滋肾固精

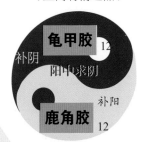

补阴 阳中求阴
龟甲胶 12

补阳
鹿角胶 12

菟丝子 制 12　**川牛膝** 9
益肝肾 强腰膝 健筋骨

枸杞子 12
补肾益精 养肝明目

功　　用：滋阴补肾，填精益髓。

主　　治：真阴不足证。

诊治要点：头目眩晕，腰酸腿软，
舌光少苔，脉细。

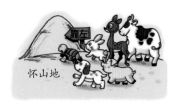

怀山地

方歌

左归丸内山药地

萸肉枸杞与牛膝

菟丝龟鹿二胶合

壮水之主方第一

///速记

鱼牛狗兔鹿归山
熟地左归蜜成丸

补益剂

《伤寒论》

炙甘草汤

【又名复脉汤，以方中主药与剂型命名】

生地黄 50　　滋阴养血

甘草 炙 12　　**大枣** 10枚　　**人参** 6　}　益心气　补脾气 / 以生化气血

麦冬 10　　**阿胶** 6　　**火麻仁** 10　}　滋心阴　养心血 / 充血脉

桂枝 9　　**生姜** 9　}　辛温走散 / 温心阳　通血脉

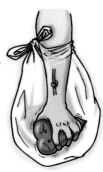

功　　用：滋阴养血，益气温阳，复脉止悸。

主　　治：阴血不足阳气虚弱证，虚劳肺痿证。

诊治要点：心悸动，脉结代，
　　　　　　　虚羸少气，舌光少苔。

方歌

炙甘草汤参桂姜

麦地胶枣麻仁襄

心动悸兮脉结代

虚劳肺痿俱可尝

/// **速记**

阿妈卖地，贵大人干生气
气得脉结代来心动悸

《续名医类案》

一贯煎

【通过滋肾养肝而治疗肝肾阴虚，滋水涵木一理贯穿于中，剂型为煎剂，故名】

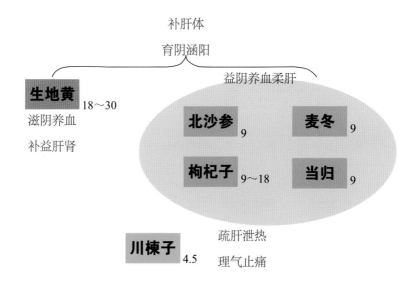

补肝体

育阴涵阳

益阴养血柔肝

生地黄 18～30
滋阴养血
补益肝肾

北沙参 9　　**麦冬** 9

枸杞子 9～18　　**当归** 9

川楝子 4.5　　疏肝泄热
理气止痛

功　　用：滋阴疏肝。

主　　治：肝肾阴虚，肝气不舒证。

诊治要点：胁肋疼痛，吞酸吐苦，
　　　　　舌红少津，脉虚弦。

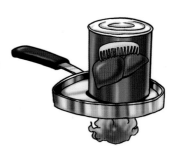

一贯煎中生地黄

沙参枸杞麦冬藏

当归川楝泄肝气

阴虚肝郁是妙方

///速记

一贯杀狗当地零卖

《金匮要略》

肾气丸

【又名"八味丸"，此方主要作用是温化肾气，具有滋阴助阳，故名】

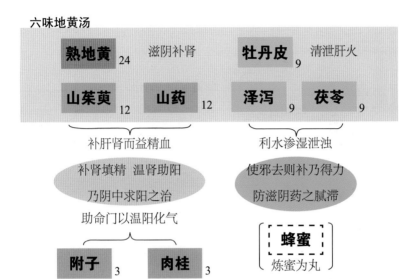

六味地黄汤

| 熟地黄 24 | 滋阴补肾 | 牡丹皮 9 | 清泄肝火 |

山茱萸 12　山药 12　　泽泻 9　　茯苓 9

补肝肾而益精血　　　利水渗湿泄浊

补肾填精　温肾助阳
乃阴中求阳之治

使邪去则补乃得力
防滋阴药之腻滞

助命门以温阳化气

附子 3　　肉桂 3

蜂蜜
炼蜜为丸

功　用：补肾助阳。

主　治：肾阳不足证。

诊治要点：腰痛脚软，小便不利或反多，
舌淡而胖，脉虚弱而尺部沉细。

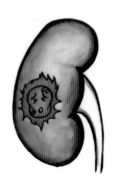

方歌

肾气丸补肾阳虚

地黄山药及茱萸

苓泽丹皮加附桂

引火归源热下趋

/// 速记

肾气六味加富贵

补
益
剂

《景岳全书》

右归丸

【右为命门之火（肾气），此方温补肾阳，故名】

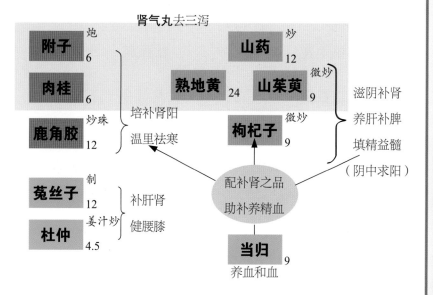

肾气丸去三泻

附子 炮 6

肉桂 6

鹿角胶 炒珠 12

培补肾阳
温里祛寒

山药 炒 12

熟地黄 24　山茱萸 微炒 9

枸杞子 微炒 9

滋阴补肾
养肝补脾
填精益髓
（阴中求阳）

菟丝子 制 12

杜仲 姜汁炒 4.5

补肝肾
健腰膝

配补肾之品
助补养精血

当归 9
养血和血

功　　用：温补肾阳，填精益髓。

主　　治：肾阳不足，命门火衰证。

诊治要点：神疲乏力，畏寒肢冷，
　　　　　腰膝酸软，脉沉迟。

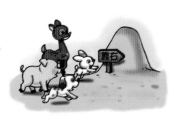

方
歌

右归丸中地附桂
山药萸萸菟丝归
杜仲鹿胶枸杞子
益火之源此方魁

/// 速记

狗兔鹿归富山中，要熟鱼肉吃

地黄饮子

《黄帝素问宣明论方》

【以主药和剂型命名】

| 熟地黄 12 | 山茱萸 9 | } 补肾填精 |
| 肉苁蓉 酒制 9 | 巴戟天 9 | } 温壮肾阳 |

肉桂 6　　附子 炮 6　} 温养下元　摄纳浮阳　引火归源

石斛 9　　麦冬 6　　五味子 6　} 滋阴敛液　壮水济火

石菖蒲 6　　远志 6　　茯苓 6　} 开窍化痰　交通心窍

薄荷 6　　疏郁而轻清上行

生姜 6　　大枣 6　} 和中调药

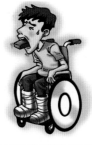

功　　用：滋肾阴，补肾阳，开窍化痰。

主　　治：肾虚喑痱证。

诊治要点：舌强不语（喑），足废不用（痱）。

方歌

地黄饮子山茱斛

麦味菖蒲远志茯

苁蓉桂附巴戟天

少入薄荷姜枣服

/// **速记**

贵妇人从远东赴沪尝巴鱼
是何味的

补益剂诊断寻方

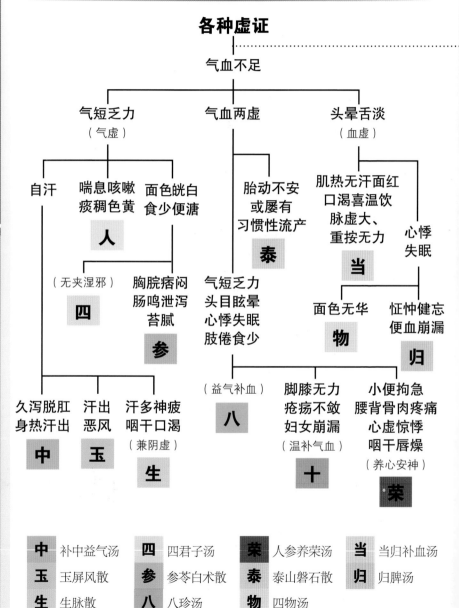

各种虚证

气血不足

气短乏力
（气虚）

气血两虚

头晕舌淡
（血虚）

自汗

喘息咳嗽
痰稠色黄

面色㿠白
食少便溏

人

胎动不安
或屡有
习惯性流产

泰

肌热无汗面红
口渴喜温饮
脉虚大、
重按无力

当

心悸
失眠

（无夹湿邪）

四

胸脘痞闷
肠鸣泄泻
苔腻

参

气短乏力
头目眩晕
心悸失眠
肢倦食少

面色无华

物

怔忡健忘
便血崩漏

归

久泻脱肛
身热汗出

中

汗出
恶风

玉

汗多神疲
咽干口渴

生

（兼阴虚）

（益气补血）

八

脚膝无力
疮疡不敛
妇女崩漏

十

（温补气血）

小便拘急
腰背骨肉疼痛
心虚惊悸
咽干唇燥

（养心安神）

荣

中 补中益气汤	**四** 四君子汤	**荣** 人参养荣汤	**当** 当归补血汤
玉 玉屏风散	**参** 参苓白术散	**泰** 泰山磐石散	**归** 归脾汤
生 生脉散	**八** 八珍汤	**物** 四物汤	
人 人参蛤蚧散	**十** 十全大补汤		

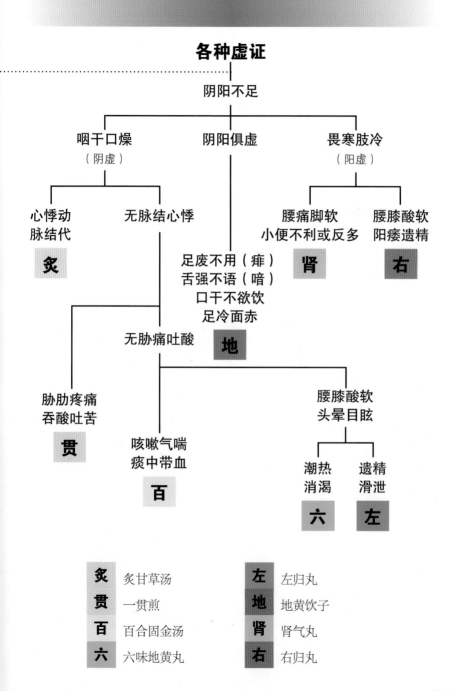

各种虚证

阴阳不足

咽干口燥
（阴虚）

阴阳俱虚

畏寒肢冷
（阳虚）

心悸动
脉结代

炙

无脉结心悸

足废不用（痱）
舌强不语（喑）
口干不欲饮
足冷面赤

地

腰痛脚软
小便不利或反多

肾

腰膝酸软
阳痿遗精

右

无胁痛吐酸

胁肋疼痛
吞酸吐苦

贯

咳嗽气喘
痰中带血

百

腰膝酸软
头晕目眩

潮热
消渴

六

遗精
滑泄

左

炙 炙甘草汤
贯 一贯煎
百 百合固金汤
六 六味地黄丸

左 左归丸
地 地黄饮子
肾 肾气丸
右 右归丸

补益剂小结

	方名	组成	功用	主治	诊治要点	备注
补气	四君子汤	人参、白术、茯苓、炙甘草	益气健脾	脾胃气虚证	面色㿠白，食少，气短，四肢乏力，舌淡苔白，脉虚弱	益气健脾基本方
	参苓白术散	人参、白术、茯苓、炙甘草、山药、莲子、白扁豆、薏苡仁、砂仁、桔梗、大枣	益气健脾渗湿止泻	脾虚夹湿证	面色萎黄、形体消瘦、四肢乏力，饮食不化，泄泻，舌淡苔白腻，脉虚缓	脾胃气虚夹湿证之常用方
	补中益气汤	黄芪、白术、人参、炙甘草、陈皮、当归、升麻、柴胡	补中益气升阳举陷	脾胃气虚证，气虚发热证，气虚下陷证	体倦乏力，少气懒言，面色㿠白，脉虚软无力	益气升阳，甘温除热之代表方
	玉屏风散	黄芪、白术、防风、大枣	益气固表止汗	表虚自汗证	自汗恶风，面色㿠白，舌淡，脉虚	表虚自汗之常用方
	生脉散	人参、麦冬、五味子	益气生津敛阴止汗	温热、暑热、耗气伤阴证，久咳肺虚，气阴两虚证	体倦，气短，咽干、舌红，脉虚	气阴两虚之常用方

	方名	组成	功用	主治	诊治要点	备注
补气	人参蛤蚧散	人参、蛤蚧、茯苓、杏仁、桑白皮、知母、川贝母、炙甘草	补肺益肾止咳定喘	肺肾气虚喘息、咳嗽	喘息，咳嗽，痰稠色黄，脉浮虚	咳喘日久，肺肾虚衰之常用方
补血	四物汤	熟地黄、当归、白芍、川芎	补血和血	营血虚滞证	心悸头晕，面色无华，舌淡，脉细	补血常用方剂，调经基本方
	归脾汤	黄芪、龙眼肉、当归、人参、白术、茯神、炙甘草、木香、远志、酸枣仁、生姜、大枣	益气补血健脾养心	心脾气血两虚证，脾不统血证	心悸失眠，体倦食少，便血及崩漏，舌淡，脉细弱	心脾气血不足之常用方
	当归补血汤	黄芪、当归	补气生血	血虚发热证	肌热，口渴喜热饮，面红，脉大而虚，重按无力	劳倦内伤，血虚发热常用方
	胶艾汤	阿胶、艾叶、生地黄、当归、白芍、川芎、甘草	养血止血调经安胎	妇人冲任虚损	崩漏下血，月经过多，淋漓不止	养血止血之常用方

97

方名	组成	功用	主治	诊治要点	备注
气血双补 八珍汤	人参、熟地黄、茯苓、白术、当归、白芍、炙甘草、川芎、生姜、大枣	益气补血	气血两虚证	气短乏力，心悸失眠，头目眩晕，舌淡，脉细无力	气血双补基本方
十全大补汤	黄芪、肉桂、人参、熟地黄、白术、茯苓、当归、白芍、川芎、炙甘草、生姜、大枣	温补气血	气血不足	饮食减少，久病体虚，面色萎黄，精神倦怠，腰膝乏力	气血双补而有温补之方
人参养荣汤	黄芪、肉桂、五味子、陈皮、远志、人参、熟地黄、白术、茯苓、当归、白芍、炙甘草、生姜、大枣	益气补血养心安神	积劳虚损，气血不足	四肢沉滞，行动喘咳，心虚惊悸，饮食无味，形体瘦削	气血双补兼有安神之方
泰山磐石散	八珍汤去茯苓、加黄芪、续断、黄芩、砂仁、糯米	益气健脾养血安胎	滑胎堕胎	倦怠乏力，腰倦神疲，舌淡，脉滑无力	妊娠胎动不安之常用方

	方名	组成	功用	主治	诊治要点	备注
补阴	六味地黄丸	熟地黄、山药、山茱萸、泽泻、茯苓、牡丹皮、蜂蜜	滋阴补肾	肾阴虚证	腰膝酸软，头晕目眩，口燥咽干，舌红少苔，脉沉细数	滋阴补肾之代表方
	知柏地黄丸	知母、黄柏、熟地黄、山药、山茱萸、泽泻、茯苓、牡丹皮	滋阴降火	阴虚火旺证	骨蒸潮热，虚烦盗汗，腰膝酸痛，遗精	阴虚火旺常用方
	杞菊地黄丸	枸杞子、菊花、熟地黄、山药、山茱萸、泽泻、茯苓、牡丹皮	滋肾养肝明目	肝肾阴虚证	两目昏花，视物模糊，眼睛干涩，迎风流泪	肝肾阴虚常用方
	麦味地黄丸	麦冬、五味子、熟地黄、山药、山茱萸、泽泻、茯苓、牡丹皮	滋补肺肾	肺肾阴虚证	肺肾阴虚，或喘或咳	滋补肺肾常用方
	左归丸	熟地黄、龟甲胶、山茱萸、山药、鹿角胶、菟丝子、牛膝、枸杞子	滋阴补肾填精益髓	真阴不足证	头目眩晕，腰酸腿软，舌光少苔，脉细	真阴不足证之常用方

	方名	组成	功用	主治	诊治要点	备注
补阴	炙甘草汤（复脉汤）	生地黄、炙甘草、大枣、人参、麦冬、阿胶、火麻仁、桂枝、生姜	滋阴养血益气温阳复脉止悸	阴血不足，阳气虚弱证，虚劳肺痿证	心动悸，脉结代，虚羸少气，舌光少苔	阴阳气血大补之剂，主脉结代，心动悸
	一贯煎	生地黄、北沙参、麦冬、川楝子、枸杞子、当归	滋阴疏肝	肝肾阴虚，肝气不舒证	胁肋疼痛，吞酸吐苦，舌红少津，脉虚弦	阴虚气滞而致脘胁疼痛的代表方
	百合固金汤	百合、生地黄、熟地黄、麦冬、玄参、当归、白芍、川贝母、桔梗、炙甘草	滋肾保肺止咳化痰	肺肾阴亏，虚火上炎证	咳嗽，咽喉燥痛，舌红少苔，脉细数	肺肾阴亏，虚火上炎证而致咳嗽痰血证之常用方
补阳	肾气丸	熟地黄、牡丹皮、山茱萸、山药、泽泻、茯苓、附子、肉桂	补肾助阳	肾阳不足	腰痛脚软，小便不利或反多，舌淡而胖，脉虚弱而尺部沉细	补肾助阳之代表方

	方名	组成	功用	主治	诊治要点	备注
补阳	右归丸	附子、肉桂、鹿角胶、熟地黄、山药、山茱萸、枸杞子、菟丝子、杜仲、当归	温补肾阳填精益髓	肾阳不足，命门火衰证	神疲乏力，畏寒肢冷，腰膝酸软，脉沉迟	肾阳不足，命门火衰之常用方"纯补无泻"
阴阳并补	地黄饮子	熟地黄、山茱萸、肉苁蓉、巴戟天、肉桂、附子、石斛、麦冬、五味子、石菖蒲、远志、茯苓、薄荷、生姜、大枣	滋肾阴、补肾阳、开窍化痰	肾虚喑痱证	舌强不语，足废不用	肾虚喑痱的主方
	七宝美髯丹	何首乌、茯苓、当归、补骨脂、牛膝、菟丝子、枸杞子	补益肝肾乌发壮骨	肝肾不足证	须发早白，脱发，齿牙动摇，腰膝酸软	平补肝肾之剂

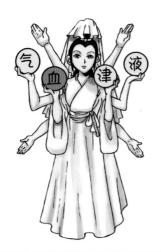

第十二章

固涩剂

定义

凡以固涩药为主组成，具有收敛固涩作用，以治疗气、血、精、津液耗散滑脱之证的方剂，统称固涩剂。

分类

※固表止汗剂　　卫阳虚证

※敛肺止咳剂　　久咳肺虚，气阴耗伤

※涩肠固脱剂　　泻痢日久不止，脾胃虚寒之滑脱

※涩精止遗剂　　肾虚封藏失职，精关不固

※固崩止带剂　　崩中漏下或带下日久不止

注意点

1. 凡外邪未去，误用固涩，则有"闭门留寇"之弊，转生他变。

2. 由实邪所致的热病多汗，火扰遗泄，热痢初起，食滞泄泻，实热崩带等，均非本类方剂之所宜。

牡蛎散

《太平惠民和剂局方》

【以君药和剂型命名】

牡蛎 煅 30
敛阴潜阳
固涩止汗

黄芪 30
益气实卫
固表止汗

麻黄根 30
功专止汗

浮小麦 百余粒
入心经
养心气
退虚热

功　用：益气固表，敛阴止汗。

主　治：自汗，盗汗。

诊治要点：汗出，心悸，短气，
舌淡，脉细数。

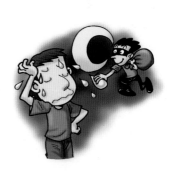

固涩剂

方歌

牡蛎散内用黄芪
浮麦麻根合用宜
卫虚自汗或盗汗
固表收敛见效奇

/// 速记

骑马买牡蛎

《卫生宝鉴》

九仙散

【方由九味药组成，为散剂，故名】

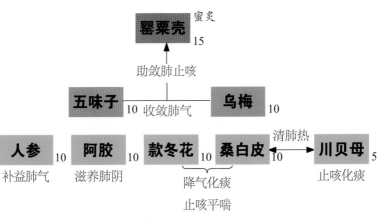

罂粟壳 蜜炙 15

助敛肺止咳

五味子 10 收敛肺气 乌梅 10

人参 10 阿胶 款冬花 10 桑白皮 10 清肺热 川贝母 5

补益肺气 滋养肺阴 降气化痰 止咳化痰
止咳平喘

桔梗 10
宣肺祛痰
载药上行

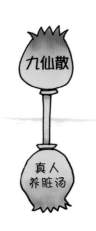

九仙散

真人
养脏汤

功　　用：敛肺止咳，益气养阴。

主　　治：久咳肺虚证。

诊治要点：久咳不已，气喘自汗，
　　　　　　痰少而黏，脉虚数 。

方歌

九仙散中罂粟君

五味乌梅共为臣

参胶款桑贝桔梗

敛肺止咳益气阴

///**速记**

乌梅丧母无人管
应叫九仙去借款

《内科摘要》

四神丸

【药用四味，功效神奇，合为丸剂，故名】

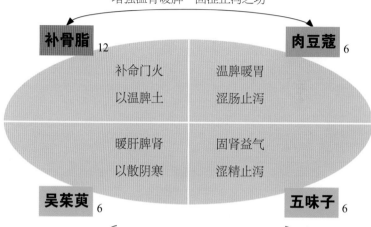

增强温肾暖脾　固涩止泻之功

补骨脂 12

补命门火
以温脾土

肉豆蔻 6

温脾暖胃
涩肠止泻

暖肝脾肾
以散阴寒

固肾益气
涩精止泻

吴茱萸 6

五味子 6

生姜 12 　**大枣** 50枚

暖胃散寒　　补脾温肾

功　　用：温肾暖脾，固肠止泻。

主　　治：肾泄。

诊治要点：五更泄泻，不思饮食，
　　　　　　舌淡苔薄白，脉沉迟无力。

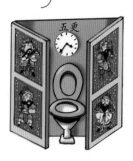

五更

方歌

四神骨脂与吴萸

肉蔻五味四般须

大枣生姜同煎合

五更肾泄最相宜

/// 速记

四神将枣子肉喂鱼
治五更泻

《医方集解》

金锁固精丸

【功专固精，效如"金锁"之固，故名】

沙苑子 炒
12
补肾固精

芡实 蒸
12

莲子 粉糊
为丸
交通心肾

益肾固精且补脾气

龙骨 酥炙
10
固涩止遗

牡蛎 煅
10

莲须 12
收敛固精

盐汤
引药入肾

注：沙苑子别称潼蒺藜

功　　用： 补肾涩精。

主　　治： 遗精。

诊治要点： 遗精滑泄，神疲乏力，
腰痛耳鸣，舌淡苔白，脉细弱。

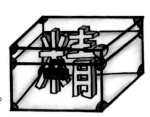

方歌

金锁固精芡莲须

龙骨牡蛎与蒺藜

莲粉糊丸盐汤下

补肾涩精止滑遗

///**速记**

极力牵龙母，连须连肉

固涩剂

《本草衍义》

桑螵蛸散

【以方中君药与剂型命名】

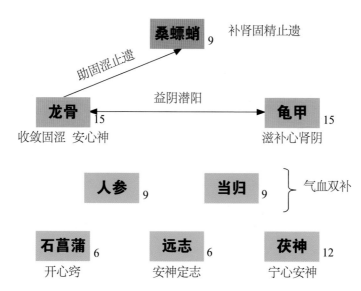

桑螵蛸 9　补肾固精止遗

助固涩止遗

益阴潜阳

龙骨 15 ←→ **龟甲** 15

收敛固涩　安心神　　　　　滋补心肾阴

人参 9　　　**当归** 9　} 气血双补

石菖蒲 6　　　**远志** 6　　　**茯神** 12

开心窍　　　　安神定志　　　　宁心安神

注：酥炙各药为末，夜卧人参汤调下6g

功　　用： 调补心肾，涩精止遗。

主　　治： 心肾两虚证。

诊治要点： 尿频或遗尿，遗精，

心神恍惚，舌淡苔白，脉细弱。

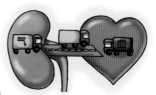

方歌

桑螵蛸治小便数

菖蒲远志当归入

参苓龙骨乌龟壳

补肾宁心健忘除

/// **速记**

神龙远飘，仆人归家

《医学衷中参西录》

固冲汤

【本方有固冲止血之功，故名】

| 黄芪 18 | 白术 炒 30 | 补气健脾 |

| 山茱萸 24 | 白芍 12 | 补益肝肾 养血敛阴 |

| 龙骨 煅 24 | 牡蛎 煅 24 | 棕榈 炭 6 | 五倍子 1.5 | 收敛止血 |

| 茜草 9 | 海螵蛸 12 | 化瘀止血 |

功　　用：益气健脾，固冲摄血。

主　　治：脾气虚弱，冲脉不固证。

诊治要点：出血量多，色淡质稀，
　　　　　腰膝酸软，舌淡，脉微弱。

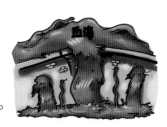

方歌

固冲汤中倍术芪

龙牡芍棕茜蛸萸

益气健脾固冲血

崩中漏下总能医

/// 速记

龙母骑猪潜海
要背棕榈喂鱼

固涩剂诊断寻方

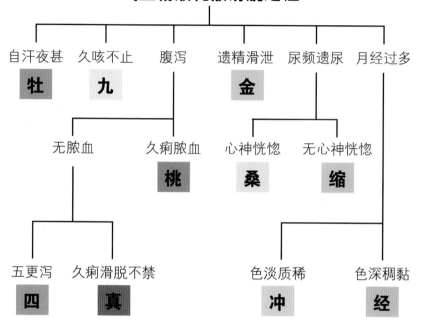

气血精液耗散滑脱之证

- 自汗夜甚 — **牡**
- 久咳不止 — **九**
- 腹泻
  - 无脓血
    - 五更泻 — **四**
    - 久痢滑脱不禁 — **真**
  - 久痢脓血 — **桃**
- 遗精滑泄 — **金**
- 尿频遗尿
  - 心神恍惚 — **桑**
  - 无心神恍惚 — **缩**
- 月经过多
  - 色淡质稀 — **冲**
  - 色深稠黏 — **经**

牡 牡蛎散		**金** 金锁固精丸
九 九仙散		**桑** 桑螵蛸散
四 四神丸		**缩** 缩泉丸
真 真人养脏汤		**冲** 固冲汤
桃 桃花汤		**经** 固经丸

固涩剂小结

	方名	组成	功用	主治	诊治要点	备注
固表止汗	牡蛎散	<u>牡蛎</u>、黄芪、麻黄根、浮小麦	益气固表敛阴止汗	自汗、盗汗	汗出，心悸，短气，舌淡，脉细数	为卫气不固，阴液外泄之自汗、盗汗证而设
敛肺止咳	九仙散	<u>罂粟壳</u>、五味子、乌梅、人参、阿胶、款冬花、桑白皮、川贝母、桔梗	敛肺止咳益气养阴	久咳肺虚证	久咳不已，气喘自汗，痰少而黏，脉虚数	久咳肺虚之良方，为久咳肺虚、气阴两虚者而设
涩肠固脱	四神丸	<u>补骨脂</u>、肉豆蔻、吴茱萸、五味子、生姜、大枣	温肾暖脾固肠止泻	肾泄	五更泄泻，不思饮食，舌淡苔薄白，脉沉迟无力	肾泄之代表方
	真人养脏汤	<u>罂粟壳</u>、肉豆蔻、诃子、人参、白术、当归、白芍、木香、肉桂、炙甘草	涩肠止泻温中补虚	久泻久痢	泻痢滑脱不禁，腹痛，食少神疲，舌淡苔白，脉迟细	为脾肾虚寒，久泻久痢者而设
	桃花汤	<u>赤石脂</u>、干姜、粳米	温中涩肠止痢	虚寒痢	久痢便脓血，色黯不鲜，腹痛喜温喜按，舌淡苔白，脉迟弱	虚寒血痢常用方

	方名	组成	功用	主治	诊治要点	备注
涩精止遗	金锁固精丸	沙苑子、芡实、莲子、龙骨、牡蛎、莲须、盐汤	补肾涩精	遗精	遗精滑泄，神疲乏力，腰痛耳鸣，舌淡苔白，脉细弱	主治肾亏精关不固之证
	桑螵蛸散	桑螵蛸、龙骨、龟甲、人参、当归、石菖蒲、远志、茯神	调补心肾涩精止遗	心肾两虚证	尿频或遗尿、遗精，心神恍惚，舌淡苔白，脉细弱	小儿遗尿尤宜
	缩泉丸	益智仁、乌药	温肾祛寒缩尿止遗	膀胱虚寒证	尿频，遗尿，舌淡，脉沉弱	膀胱虚寒证，小便频数之常用法
固崩止带	固冲汤	黄芪、白术、山茱萸、白芍、龙骨、牡蛎、棕榈炭、五倍子、茜草、海螵蛸	益气健脾固冲摄血	脾气虚弱冲脉不固证	出血量多，色淡质稀，腰膝酸软，舌淡，脉微弱	崩漏之常用方
	固经丸	龟甲、白芍、黄芩、黄柏、椿皮、香附	滋阴清热固经止血	崩漏	血色深红甚或紫黑稠黏，舌红，脉弦数	阴虚火旺，经行不止之常用方

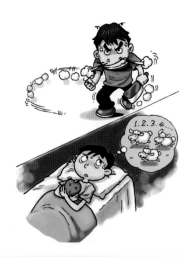

第十三章

安神剂

定义

凡以安神药为主组成，具有安神定志作用，治疗神志不安疾患的方剂，称为安神剂。

分类

※重镇安神　心阳偏亢，火热扰心

※补养安神　心肝失养

注意点

1. 重镇安神剂多由金石类药物组成，此类药物易伤胃气，不宜久服。
2. 对脾胃虚弱者，可配合健脾和胃之品。
3. 某些安神药，如朱砂等具有一定 毒性，久服能引起慢性中毒。

朱砂安神丸

《医学发明》

【朱砂为君药，具有重镇安神之功，故名】

清热镇怯　**朱砂** 15 ←——— 清心安神 ———→ **黄连** 18 　清心泻火

生地黄 8 　滋阴清热　　　　　　**当归** 8 　补养心血

甘草 灸 6 　调药和中

功　用： 重镇安神，清心泻火。

主　治： 心火亢盛，阴血不足证。

诊治要点： 惊悸失眠，舌红，
脉细数。

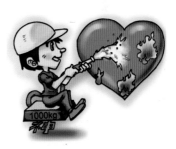

方歌

朱砂安神东垣方
归连甘草合地黄
怔忡不寐心烦乱
清热养阴可复康

/// **速记**

老朱当皇帝

《摄生秘剖》

天王补心丹

【本方具养心之神效，作者称梦天王相授此方，故名】

安神剂

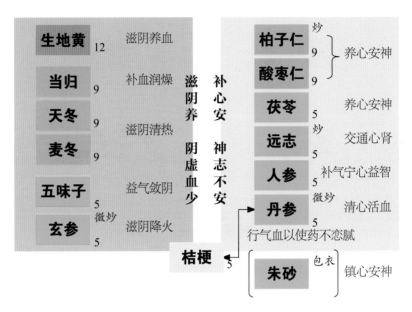

生地黄 12	滋阴养血
当归 9	补血润燥
天冬 9	滋阴清热
麦冬 9	
五味子 5	益气敛阴
玄参 微炒 5	滋阴降火

滋阴养阴 阴虚血少

补心安神 神志不安

柏子仁 炒 9	养心安神
酸枣仁 9	
茯苓 5	养心安神
远志 炒 5	交通心肾
人参 5	补气宁心益智
丹参 微炒 5	清心活血

行气血以使药不恋腻

桔梗 5

朱砂 包衣 镇心安神

功　　用：滋阴养血，补心安神。

主　　治：阴虚血少，神志不安证。

诊治要点：心悸失眠，手足心热，
　　　　　舌红少苔，脉细数。

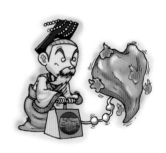

方歌

补心丹用柏枣仁

二冬生地当归身

三参桔梗朱砂味

远志茯苓共养神

/// 速记

三婶早搏两冬天
接令住当地医院

安神剂

《金匮要略》

酸枣仁汤

【以君药和剂型命名】

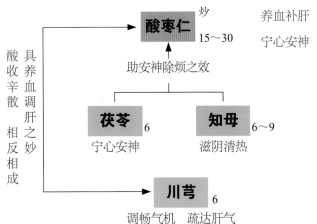

酸枣仁　炒　15～30　养血补肝　宁心安神

助安神除烦之效

具养血调肝之妙　酸收辛散　相反相成

茯苓　6　宁心安神

知母　6～9　滋阴清热

川芎　6　调畅气机　疏达肝气

甘草　3　和中缓急

功　　用：养血安神，清热除烦。

主　　治：虚烦不眠证。

诊治要点：虚烦不眠，咽干口燥，舌红，脉弦细。

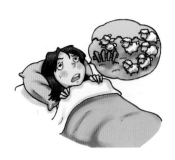

方歌

酸枣仁汤治失眠

川芎知草茯苓煎

养血除烦清虚热

安然入睡梦乡甜

/// 速记

令母熊吃酸草

115

《金匮要略》

甘麦大枣汤

【以组方药物与剂型命名】

养肝补心

除烦安神

小麦 15～30

甘草 9
补养心气
和中缓急

大枣 5枚
益气和中
润燥缓急

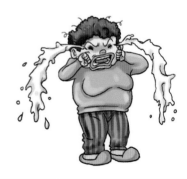

功　　用：养心安神，和中缓急。

主　　治：脏躁。

诊治要点：精神恍惚，悲伤欲哭。

方歌

甘草小麦大枣汤

妇人脏躁性反常

精神恍惚悲欲哭

养心安神效力彰

/// 速记

小妹找国老治脏躁

安神剂诊断寻方

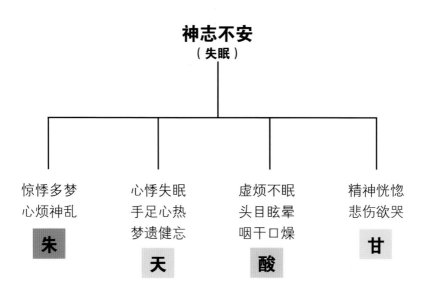

神志不安
（失眠）

惊悸多梦
心烦神乱

朱

心悸失眠
手足心热
梦遗健忘

天

虚烦不眠
头目眩晕
咽干口燥

酸

精神恍惚
悲伤欲哭

甘

朱 朱砂安神丸　　　**酸** 酸枣仁汤

天 天王补心丹　　　**甘** 甘麦大枣汤

安神剂小结

	方名	组成	功用	主治	诊治要点	备注
重镇安神	朱砂安神丸	朱砂、黄连、生地黄、当归、炙甘草	重镇安神清心泻火	心火亢盛阴血不足证	惊悸失眠，舌红，脉细数	重镇安神之常用方
补养安神	天王补心丹	生地黄、当归、天冬、麦冬、五味子、玄参、柏子仁、酸枣仁、茯苓、远志、人参、丹参、桔梗、朱砂	滋阴养血补血安神	阴虚血少神志不安证	心悸失眠，手足心热，舌红少苔，脉细数	补心安神常用方，长于滋阴养血
	酸枣仁汤	酸枣仁、茯苓、知母、川芎、甘草	养血安神清热除烦	虚烦不眠证	虚烦不眠，咽干口燥，舌红，脉弦细	养血调肝，清除烦热
	甘麦大枣汤	小麦、甘草、大枣	养心安神和中缓急	脏躁	精神恍惚，悲伤欲哭	脏躁证之常用方

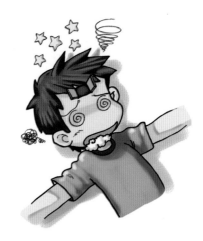

第十四章

开窍剂

定义

凡以芳香开窍药为主组成，具有开窍醒神作用，治疗神昏窍闭之证的方剂，称为开窍剂。

分类

※凉开　热闭证——湿热之邪内陷心包所致

※温开　寒闭证——中风、中寒或气郁，痰浊蒙蔽心窍

注意点

1. 辨清病证虚（脱证）实（闭证）。脱证禁用。

2. 阳明腑实而见神昏谵语者，治宜寒下，不宜应用开窍剂。

3. 开窍剂多用芳香药物，易伤元气，中病则止，不可久服。

4. 此类方剂中麝香等药，有碍胎元，孕妇慎用。

5. 本类方剂多制成散剂、丸剂或注射剂应用，以散剂较丸剂为优，宜温开水化服或鼻饲，不宜加热煎煮，以免药性挥发，影响疗效。

6. 情志疾患，应结合心理治疗。

《温病条辨》

安宫牛黄丸

【本方善清心包之热邪，故名"安宫"。以主药及功效命名】

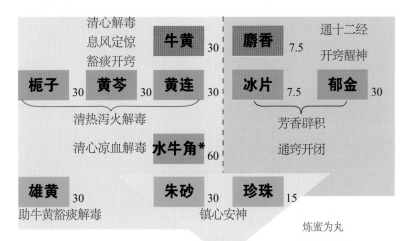

	清心解毒 息风定惊 豁痰开窍	**牛黄** 30	**麝香** 7.5		通十二经 开窍醒神
栀子 30	**黄芩** 30	**黄连** 30	**冰片** 7.5	**郁金** 30	

清热泻火解毒

芳香辟积
通窍开闭

清心凉血解毒 **水牛角*** 60

雄黄 30 　　　 **朱砂** 30 　　 **珍珠** 15

助牛黄豁痰解毒 　　 镇心安神

炼蜜为丸

*：原方用犀牛角　　　**金箔** —为衣→ **蜂蜜** 和胃调中

功　　用：清热开窍，豁痰解毒。

主　　治：邪热内陷心包证。

诊治要点：神昏谵语，伴高热烦躁，
　　　　　舌红或绛，脉数。

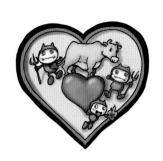

方歌

安宫牛黄开窍方

芩连栀郁朱雄黄

犀角真珠冰麝箔

热闭心包功效良

///速记

牛主席设想
让兵勤炼黄金珠子

凉开"三宝"方比较表

方名	安宫牛黄丸	紫雪	至宝丹
相同点	水牛角* 朱砂 麝香		
	清热解毒 开窍止痉		
不同点	黄连 珍珠 黄芩 郁金 牛黄 栀子	羚羊角 朴硝* 硝石 寒水石 磁石 石膏 炙甘草 沉香 丁香 青木香 玄参 升麻 滑石	安息香 琥珀 玳瑁 牛黄
	清心豁痰	止痉息风	开窍安神
诊治要点	神昏谵语 高热烦躁 舌红或绛 脉数	高热烦躁 神昏痉厥 便秘 舌红绛苔干黄 脉数有力	神昏谵语 身热烦躁 痰盛气粗

*：水牛角，原方用犀牛角。

朴硝即皮硝，主含硫酸钠；硝石即火硝，主含硝酸钾。

安宫牛黄丸长于清心豁痰，性最凉；
紫雪长于止痉息风，折热通便，凉性次之；
至宝丹长于开窍安神，凉性又次之。

开窍剂

《太平惠民和剂局方》

苏合香丸

【方中以苏合香为主药，剂型为丸，故名】

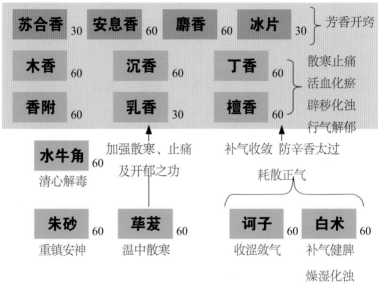

| 苏合香 30 | 安息香 60 | 麝香 60 | 冰片 30 | 芳香开窍 |

| 木香 60 | 沉香 60 | 丁香 60 | 散寒止痛 活血化瘀 辟秽化浊 行气解郁 |
| 香附 60 | 乳香 30 | 檀香 60 |

水牛角 60
清心解毒

加强散寒、止痛及开郁之功

补气收敛 防辛香太过
耗散正气

朱砂 60
重镇安神

荜茇 60
温中散寒

诃子 60
收涩敛气

白术 60
补气健脾
燥湿化浊

功　　用： 芳香开窍，行气温中。

主　　治： 寒闭证。

诊治要点： 突然昏倒，不省人事，牙关紧闭，苔白，脉迟。

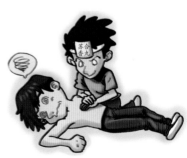

方歌

苏合香丸麝息香

木丁朱乳荜柜襄

牛冰术沉诃香附

温开急救莫彷徨

/// 速记

傻朱喜想久没罢课

开窍剂诊断寻方

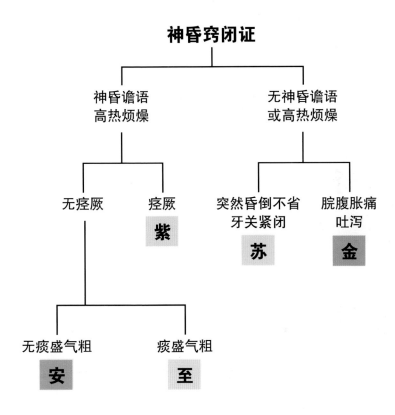

神昏窍闭证

神昏谵语
高热烦躁

无神昏谵语
或高热烦躁

无痉厥

痉厥
紫

突然昏倒不省
牙关紧闭
苏

脘腹胀痛
吐泻
金

无痰盛气粗
安

痰盛气粗
至

安	安宫牛黄丸	**紫**	紫雪	**苏**	苏合香丸
至	至宝丹	**金**	紫金锭		

开窍剂小结

	方名	组成	功用	主治	诊治要点	备注
凉开	**安宫牛黄丸**	<u>牛黄</u>、<u>麝香</u>、栀子、黄芩、黄连、冰片、郁金、水牛角、雄黄、朱砂、珍珠、金箔衣、蜂蜜	清热开窍豁痰解毒	热邪内陷心包证	神昏谵语，伴高热烦躁，舌红或绛，脉数	清热开窍之常用方，凉开三宝之一，适于热陷心包，神昏谵语者
	紫雪	<u>水牛角</u>、<u>羚羊角</u>、石膏、寒水石、滑石、麝香、沉香、青木香、丁香、玄参、升麻、芒硝、硝石、磁石、朱砂、炙甘草、黄金	清热开窍息风止痉	热邪内陷心包热盛动风证	高热，烦躁，神昏，痉厥，便秘，舌红绛苔干黄，脉数有力	凉开三宝之一，适于神昏而有痉厥者
	至宝丹	<u>麝香</u>、<u>水牛角</u>、玳瑁、牛黄、安息香、朱砂、琥珀、雄黄、金箔、银箔	清热开窍化浊解毒	痰热内闭心包证	神昏谵语，身热烦躁，痰盛气粗	凉开三宝之一，适于一切热闭神昏之证

方名		组成	功用	主治	诊治要点	备注
温开	苏合香丸	苏合香、麝香、安息香、冰片、木香、沉香、丁香、香附、乳香、檀香、水牛角、朱砂、荜茇、诃子、白术	芳香开窍行气温中	寒闭证	突然昏倒，不省人事，牙关紧闭，苔白，脉迟	温开之代表方，适于行气温中止痛
	紫金锭	山慈菇、麝香、大戟、千金子霜、五倍子、雄黄	化痰开窍辟秽解毒消肿止痛	中暑，时疫，疔疮疖肿	脘腹胀闷疼痛，恶心呕吐，泄泻，及小儿痰厥，舌润而不燥，苔厚腻或浊腻	温开常用方长于化痰开窍

第十五章

理气剂

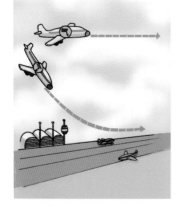

定义

凡以理气药为主组成，具有行气或降气作用，治疗气滞或气逆的方剂，称为理气剂。

分类

※行气　气机郁滞

※降气　气机上逆

注意点

1. 辨清病证虚实。

2. 气滞而兼气逆者，宜行气与降气并用。若兼气虚者，则须配伍补气之品。

3. 理气剂多属芳香辛燥之品，易伤津耗气，适可而止，慎勿过剂，尤其对年老体弱、阴虚火旺者以及孕妇等，均当慎用。

■ 行气

《丹溪心法》

越鞠丸

【又名芎术丸、六郁丸。"鞠"者郁也，以功效命名】

香附 6   行气解郁
气行则痰火湿食诸郁自解

川芎 6   活血祛瘀治血郁

栀子 6   清热泻火治火郁

苍术 6   燥湿运脾治湿郁

神曲 6   消食导滞治食郁

理气剂

功　用：行气解郁。

主　治：郁证。

诊治要点：胸膈痞闷，脘腹胀痛，
饮食不消。

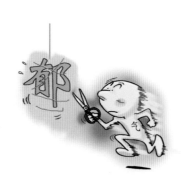

方歌

越鞠丸治六郁侵

气血痰火湿食因

芎苍香附加栀曲

气畅郁舒痛闷伸

/// **速记**

越鞠神父治凶猪

《金匮要略》

半夏厚朴汤

【以主药与剂型命名】

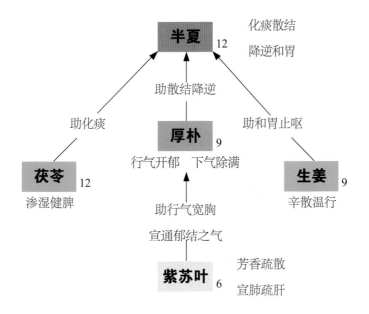

半夏 12   化痰散结   降逆和胃

助散结降逆

助化痰   助和胃止呕

厚朴 9

行气开郁   下气除满

茯苓 12

渗湿健脾

助行气宽胸   **生姜** 9

宣通郁结之气   辛散温行

紫苏叶 6   芳香疏散   宣肺疏肝

功　用： 行气散结，降逆化痰。

主　治： 梅核气。

诊治要点： 咽如物阻，吞吐不得，
胸膈满闷，苔白腻，脉弦滑。

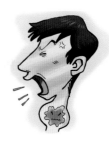

方歌

半夏厚朴与紫苏

茯苓生姜共煎服

痰凝气聚成梅核

降逆开郁气自舒

///速记

梅核气生下后舒服

理气剂

《医学发明》

天台乌药散

【天台为道地药材产地。以君药与剂型命名】

加强行气疏肝之功

乌药 12　行气疏肝　散寒止痛

青皮 6　疏肝理气

小茴香 6　暖肝散寒

木香 6　行气止痛

高良姜 9　散寒止痛

槟榔 9

下气导滞

直达下焦而破坚

川楝子 12

增强行气散结之力

减低苦寒之性

去巴豆　同炒后

巴豆 12　麸炒

理气剂

功　　用：行气疏肝，散寒止痛。

主　　治：小肠疝气。

诊治要点：小腹痛引控睾丸痛，偏坠肿胀，舌淡苔白，脉沉弦。

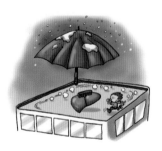

方歌

天台乌药楝茴香

良姜巴豆与槟榔

青皮木香共研末

寒滞疝痛酒调当

/// 速记

天台五妖想练兵
回乡把良将请

《太平惠民和剂局方》

苏子降气汤

【以君药功用与剂型命名】

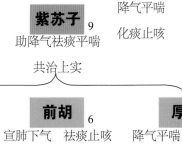

紫苏子 9　　降气平喘
助降气祛痰平喘　　化痰止咳

共治上实

半夏 9	**前胡** 6	**厚朴** 6 姜制
降逆祛痰	宣肺下气　祛痰止咳	降气平喘　宽胸除满

当归 6　　**肉桂** 3　　**紫苏叶** 5片　　**生姜** 2片
治咳逆上气　　温补下元

养血润燥　　纳气平喘　　　　宣肺散寒

温补下元　共治下虚　　**甘草** 6 炙　　**大枣** 1枚

和中调药

功　　用：降气平喘，祛痰止咳。

主　　治：上实下虚之喘咳。

诊治要点：胸膈满闷，痰多稀白，
　　　　　苔白滑或白腻。

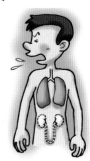

苏子降气半夏归

前胡桂朴草姜随

或加沉香杏肉桂

祛痰平喘此方推

///速记

苏大官盛夏前后归国

理气剂

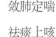

《摄生众妙方》

定喘汤

【以功效与剂型命名】

敛肺定喘　　**收** **白果** 9　　　**麻黄** 9 **散**　　宣肺平喘
祛痰止咳　　　　　　　　　　　　　　　　　　解表散邪

款冬花 9　　**半夏** 9　　**杏仁** 9　　**紫苏子** 6

降气平喘　　化痰止咳

桑白皮 6　　　**黄芩** 6

清泻肺热　　止咳平喘

甘草 3

调和诸药

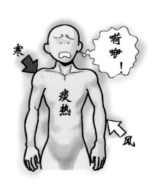

功　　用： 宣肺降气　清热化痰。

主　　治： 哮喘。

诊治要点： 咳嗽痰多气急，痰稠色黄，
　　　　　　　微恶风寒，苔黄腻，脉滑数。

方歌

定喘白果与麻黄

款冬半夏白皮桑

苏杏黄芩兼甘草

宣肺清热效力彰

/// **速记**

秦老用果子麻花
拌杏仁霜

《伤寒论》

旋覆代赭汤

【以主药旋覆花、代赭石与剂型命名】

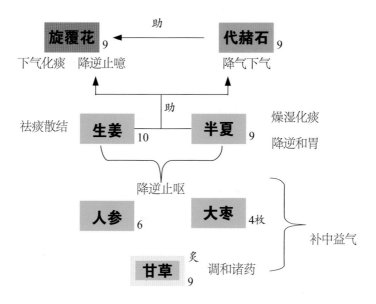

旋覆花 9 ← 助 — 代赭石 9

下气化痰 降逆止噫   降气下气

祛痰散结   生姜 10 — 半夏 9   燥湿化痰 降逆和胃

助

降逆止呕

人参 6   大枣 4枚

甘草 炙 9 调和诸药   补中益气

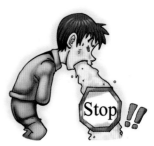

功 用：降逆化痰，益气和胃。

主 治：胃气虚弱，痰浊内阻证。

诊治要点：心下痞硬，噫气频作，呕呃，
舌淡，苔白滑，脉弦而虚。

方歌

旋覆代赭人参汤

半夏甘草大枣姜

噫气不降心下痞

健脾祛痰治相当

///**速记**

旋覆代赭汤
老人下大江

理气剂

理气剂诊断寻方

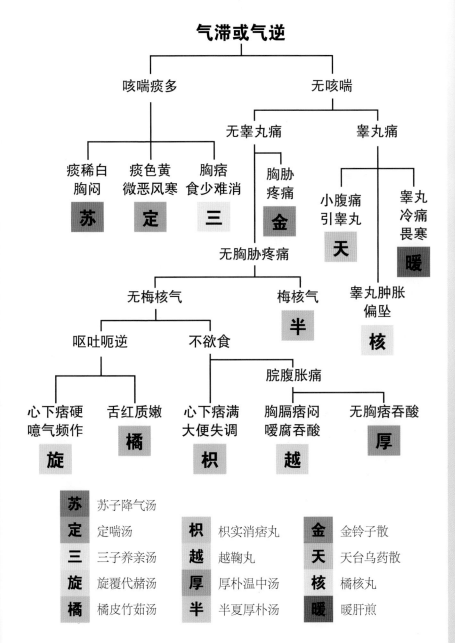

气滞或气逆

咳喘痰多 —— 无咳喘

咳喘痰多：
- 痰稀白胸闷 **苏**
- 痰色黄微恶风寒 **定**
- 胸痞食少难消 **三**

无咳喘：
- 无睾丸痛
- 睾丸痛

无睾丸痛：
- 胸胁疼痛 **金**
- 无胸胁疼痛

睾丸痛：
- 小腹痛引睾丸 **天**
- 睾丸冷痛畏寒 **暖**
- 睾丸肿胀偏坠 **核**

无胸胁疼痛：
- 无梅核气
- 梅核气 **半**

无梅核气：
- 呕吐呃逆
- 不欲食

呕吐呃逆：
- 心下痞硬噫气频作 **旋**
- 舌红质嫩 **橘**

不欲食：
- 心下痞满大便失调 **枳**
- 脘腹胀痛

脘腹胀痛：
- 胸膈痞闷嗳腐吞酸 **越**
- 无胸痞吞酸 **厚**

苏	苏子降气汤
定	定喘汤
三	三子养亲汤
旋	旋覆代赭汤
橘	橘皮竹茹汤

枳	枳实消痞丸
越	越鞠丸
厚	厚朴温中汤
半	半夏厚朴汤

金	金铃子散
天	天台乌药散
核	橘核丸
暖	暖肝煎

理气剂小结

	方名	组成	功用	主治	诊治要点	备注
行气	越鞠丸	香附、川芎、栀子、苍术、神曲	行气解郁	郁证	胸膈痞闷，脘腹胀痛，饮食不消	六郁证之代表方剂
	半夏厚朴汤	半夏、厚朴、茯苓、生姜、紫苏叶	行气散结降逆化痰	梅核气	咽如物阻，吞吐不得，胸膈满闷，苔白腻，脉弦滑	梅核气之代表方
	天台乌药散	乌药、青皮、小茴香、木香、高良姜、槟榔、川楝子、巴豆	行气疏肝散寒止痛	小肠疝气	小腹痛引控睾丸痛，偏坠肿胀，舌淡苔白，脉沉弦	气滞寒凝疝气痛之常用方
	枳实薤白桂枝汤	枳实、厚朴、薤白、瓜蒌、桂枝	通阳散结下气祛痰	胸痹	气结在胸，胸满而痛，心中痞气，气从胁下上逆抢心，舌苔白腻，脉沉弦或紧	胸痹之代表方
	枳实消痞丸（失笑丸）	枳实、厚朴、麦芽、半夏曲、干姜、茯苓、白术、黄连、人参、炙甘草	行气消痞健脾和胃	脾虚气滞，寒热互结证	心下痞满，食少倦怠，苔腻微黄	心下痞满证之常用方

方名	组成	功用	主治	诊治要点	备注
厚朴温中汤	厚朴、草豆蔻、陈皮、木香、干姜、茯苓、炙甘草、生姜	温中行气燥湿除满	寒湿气滞证	脘腹胀痛，舌苔白腻	寒湿气滞脘腹胀痛之常用方
金铃子散	川楝子、延胡索	疏肝泄热活血止痛	肝郁化火证	胸腹胁肋疼痛，口苦，舌红，苔黄，脉弦	肝郁化火诸痛之代表方
橘核丸	橘核、桃仁、海藻、昆布、海带、川楝子、延胡索、枳实、厚朴、木香、木通、肉桂	行气止痛软坚散结	寒湿疝气	睾丸肿胀偏坠，痛引小腹	寒湿疝气之常用方
暖肝煎	肉桂、小茴香、当归、枸杞子、乌药、沉香、茯苓、生姜	温补肝肾行气止痛	肝肾虚寒证，气机阻滞	睾丸或小腹疼痛，畏寒喜温，得温痛减，舌淡苔白，脉沉迟	肝肾虚寒疝气证之常用方
苏子降气汤	紫苏子、半夏、前胡、厚朴、当归、肉桂、紫苏叶、生姜、炙甘草、大枣	降气平喘祛痰止咳	上实下虚之喘咳	胸膈满闷，痰多稀白，苔白滑或白腻	上实下虚喘咳之代表方

行气

	方名	组成	功用	主治	诊治要点	备注
降气	定喘汤	白果、麻黄、款冬花、半夏、杏仁、紫苏子、桑白皮、黄芩、甘草	宣肺降气清热化痰	哮喘	咳嗽痰多气急，痰稠色黄，微恶风寒，苔黄腻，脉滑数	主治外感风寒，痰热内蕴哮喘之代表方
	旋覆代赭汤	旋覆花、代赭石、生姜、半夏、人参、大枣、炙甘草	降逆化痰益气和胃	胃气虚弱，痰浊内阻证	心下痞硬，舌淡噫气频作，呕吐，舌淡苔白滑，脉弦而虚	胃虚痰阻，气逆不降证之常用方
	三子养亲汤	白芥子、紫苏子、莱菔子	降气快膈化痰消食	痰壅气滞证	咳嗽喘逆，痰多胸痞，食少难消，舌淡舌苔白腻，脉滑	痰食气阻喘咳之常用方
	橘皮竹茹汤	陈皮、竹茹、人参、生姜、大枣、甘草	降逆止呃益气清热	胃虚有热之呃逆	呃逆，呕吐，舌红嫩，脉虚数	胃虚有热，气逆不降证之常用方

第十六章

理血剂

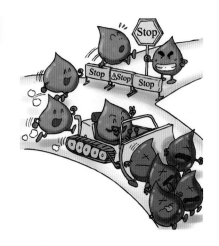

定义

凡以理血药为主组成，具有活血化瘀或止血作用，治疗瘀血和出血证的方剂，称为理血剂。

分类

※活血祛瘀　蓄血及各种瘀血阻滞病证

※止血　血溢脉外而出现的各种出血证

注意点

1. 血证病情复杂，必须探明致病原因，分清标本缓急。

2. 逐瘀过猛，易伤正气，止血过急，易致留瘀。

3. 应用活血祛瘀的方剂时，务求辅以扶正之品，使化瘀不伤正。

4. 出血兼有瘀滞者，在止血方中应适当配以活血化瘀之品，以防血止瘀留。

5. 活血祛瘀剂性多破泄，故凡月经过多者及孕妇均当慎用。

《医林改错》

血府逐瘀汤

【王清任认为膈膜的低处，满腔存血，且如池，名曰"血府"。根据血府产生血瘀的理论，王氏创立血府逐瘀之剂，故名】

理血剂

桃红四物汤

活血化瘀 祛瘀而不伤阴血 养阴润燥

桃仁 12	红花 9

| 当归 9 | 川芎 5 | 赤芍 6 | 柴胡 3 |

柴胡：疏肝解郁 升达清阳

生地黄 9
凉血清热

四逆散

| 枳壳 5 | 桔梗 6 | 牛膝 9 |

枳壳、桔梗：一升一降 开胸行气 气行则血行

牛膝：祛血瘀 通血脉 引瘀血下行

甘草 3
调和诸药

注：
1. 桃红四物汤及四逆散原方用白芍
2. 桃红四物汤原方用熟地黄
3. 四逆散原方用枳实

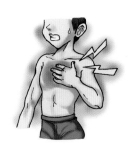

功　用：活血祛瘀，行气止痛。

主　治：胸中血瘀证。

诊治要点：胸痛，痛有定处，
舌黯红或有瘀斑。

方歌

血府当归生地桃

红花赤芍草枳壳

柴胡芎桔加牛膝

血化下行不作劳

///速记

桃姐吃穿花的干只当喜财汉

王清任逐瘀五方比较表

方名	血府逐瘀汤	通窍活血汤	膈下逐瘀汤	小腹逐瘀汤	身痛逐瘀汤
主治病位	胸中	头面	上腹	小腹	躯干
功用特点	活血祛瘀	活血通窍	逐瘀破结	温经止痛	祛瘀通络
共用药物	川芎　当归　桃仁　红花　赤芍				
特征药物	柴胡	麝香	香附	小茴香	羌活地龙

《医林改错》

补阳还五汤

【王清任比拟人体阳气有十成，左右各得其半，十去其五则气亏，归并一侧则半身不遂，故创用补气活血化瘀之剂，使气足血行，瘀去络通而还五，气行周身则十全矣】

理血剂

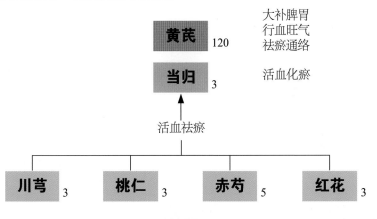

黄芪 120 — 大补脾胃 行血旺气 祛瘀通络

当归 3 — 活血化瘀

↑

活血祛瘀

川芎 3　　桃仁 3　　赤芍 5　　红花 3

地龙 3

通经活络

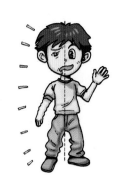

功　　用： 补气活血通络。

主　　治： 中风。

诊治要点： 半身不遂，口眼㖞斜，苔白，
脉缓或脉细弱无力。

方歌

补阳还五赤芍芎

归尾红芪桃地龙

半身不遂中风证

益气活血经络通

/// 速记

补阳当地穷人持红旗

《伤寒论》

桃核承气汤

【本方为调胃承气汤加桃仁桂枝组成，故名】

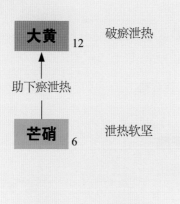

调胃承气汤

大黄 12	破瘀泄热	**桃仁** 12	活血破瘀

助下瘀泄热 ↑

助活血行瘀
防寒凉凝血 ↑

芒硝 6 　泄热软坚

桂枝 6 　通行血脉

甘草 6 　炙　护胃安中　缓和峻药

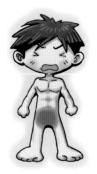

功　　用： 破血下瘀。

主　　治： 下焦蓄血证。

诊治要点： 小腹急结，小便自利，
　　　　　　脉沉实或涩。

方歌

桃核承气五般施
甘草硝黄并桂枝
瘀热互结小腹胀
如狂蓄血宜用之

/// 速记

将军忙逃贵国

《太平惠民和剂局方》

失笑散

【前人用此方，每于不觉之中诸证除，不禁欣然失声而笑，故名】

理血剂

五灵脂 酒研 6
通利血脉
散瘀止痛

相须为用
增强活血散结
祛瘀止痛作用
治一切心腹诸痛

蒲黄 炒香 6
活血止血

酽醋
调服

功　用：活血祛瘀，散结止痛。

主　治：瘀血停滞。

诊治要点：心腹刺痛，或妇人月经不调，
　　　　　　小腹急痛。

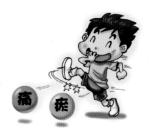

痛　瘀

方歌

失笑灵脂蒲黄同

等量为散酽醋冲

瘀血心腹时作痛

祛瘀止痛有奇功

/// 速记

黄醋五灵

142

《十药神书》

十灰散

【方中药物十味，均烧"灰"存性，研极细为散备用，故名】

凉血止血

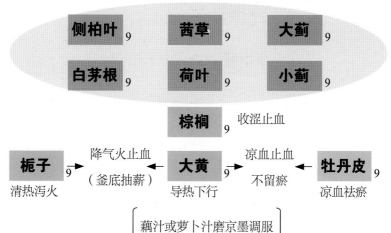

| 侧柏叶 9 | 茜草 9 | 大蓟 9 |
| 白茅根 9 | 荷叶 9 | 小蓟 9 |

棕榈 9　收涩止血

栀子 9 →　降气火止血　← 大黄 9　凉血止血　← 牡丹皮 9

（釜底抽薪）　　　　　不留瘀

清热泻火　　　　　　导热下行　　　　凉血祛瘀

［ 藕汁或萝卜汁磨京墨调服 ］

注：上药各烧灰存性

功　用：凉血止血。

主　治：吐血，咯血，嗽血，衄血。

诊治要点：上部出血，血色鲜红，
舌红脉数。

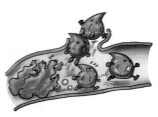

方歌

十灰散用十般灰

柏茜茅荷丹棕随

二蓟栀黄皆炒黑

凉降止血此方推

/// 速记

小鸡毛和大鸡蛋黄总值百钱

理血剂

《济生方》

小蓟饮子

【以主药与剂型命名】

生地黄 30   凉血止血
养阴清热

小蓟 15   凉血止血

藕节 9   **蒲黄** 炒 9   } 凉血止血
消瘀

滑石 15   **淡竹叶** 9   **木通** 6   } 清热利水
通淋

清泄三焦之火
导火下行   **栀子** 9   **当归** 酒浸 6   养血和血
引血归经

甘草 炙 6   调药和中

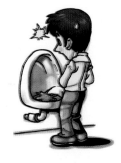

功　　用：凉血止血，利水通淋。

主　　治：血淋，尿血。

诊治要点：尿中带血，小便频数，
赤涩热痛，舌红，脉数。

方歌

小蓟饮子藕蒲黄

木通滑石生地襄

归草黑栀淡竹叶

血淋热结服之康

/// **速记**

六一节牧童
当生煮山黄鸡

理血剂诊断寻方

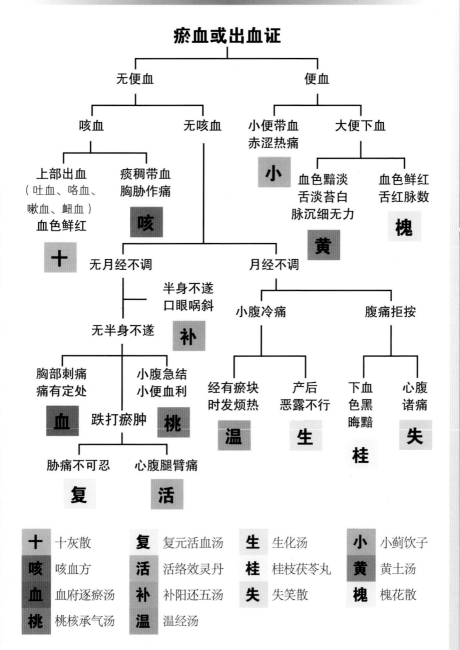

瘀血或出血证

- **无便血**
  - **咳血**
    - 上部出血（吐血、咯血、嗽血、衄血）血色鲜红 — **十**
    - 痰稠带血 胸胁作痛 — **咳**
  - **无咳血**
    - **无月经不调**
      - 半身不遂 口眼㖞斜 — **补**
      - 无半身不遂
        - 胸部刺痛 痛有定处 — **血**
          - 跌打瘀肿
            - 胁痛不可忍 — **复**
            - 心腹腿臂痛 — **活**
        - 小腹急结 小便血利 — **桃**
    - **月经不调**
      - 小腹冷痛
        - 经有瘀块 时发烦热 — **温**
        - 产后 恶露不行 — **生**
      - 腹痛拒按
        - 下血色黑晦黯 — **桂**
        - 心腹诸痛 — **失**
- **便血**
  - 小便带血 赤涩热痛 — **小**
  - **大便下血**
    - 血色黯淡 舌淡苔白 脉沉细无力 — **黄**
    - 血色鲜红 舌红脉数 — **槐**

十 十灰散	**复** 复元活血汤	**生** 生化汤	**小** 小蓟饮子
咳 咳血方	**活** 活络效灵丹	**桂** 桂枝茯苓丸	**黄** 黄土汤
血 血府逐瘀汤	**补** 补阳还五汤	**失** 失笑散	**槐** 槐花散
桃 桃核承气汤	**温** 温经汤		

理血剂

理血剂小结

	方名	组成	功用	主治	诊治要点	备注
活血祛瘀	血府逐瘀汤	<u>红花</u>、<u>桃仁</u>、<u>生地黄</u>、当归、川芎、赤芍、柴胡、枳壳、桔梗、牛膝、甘草	活血祛瘀行气止痛	胸中血瘀证	胸痛，痛有定处，舌黯红或有瘀斑	血瘀气滞留结胸中证之常用方
	补阳还五汤	<u>黄芪</u>、川芎、赤芍、桃仁、红花、当归、地龙	补气活血通络	中风	半身不遂，口眼㖞斜，苔白，脉缓或脉细弱无力	王清任所创气虚血瘀理论之代表方
	桃核承气汤	<u>大黄</u>、<u>桃仁</u>、芒硝、桂枝、炙甘草	破血下瘀	下焦蓄血证	小腹急结，小便自利，脉沉实或涩	下焦蓄血证之主方
	失笑散	<u>五灵脂</u>、蒲黄、酽醋	活血祛瘀散结止痛	瘀血停滞	心腹刺痛，或妇人月经不调，小腹急痛	多用于产后恶露不行而见小腹急痛证
	复元活血汤	<u>大黄</u>、<u>柴胡</u>、当归、桃仁、红花、穿山甲、天花粉、甘草、黄酒	活血祛瘀疏肝通络	跌打损伤	胁肋瘀肿疼痛，痛不可忍	跌打损伤瘀阻胁下证之常用方

	方名	组成	功用	主治	诊治要点	备注
活血祛瘀	七厘散	血竭、儿茶、麝香、冰片、乳香、没药、红花、朱砂	活血散瘀止痛止血外敷止血生肌	跌打损伤	跌打损伤，筋断骨折之瘀血肿痛，或刀伤出血	外敷、内服均可用之伤科常用方
	温经汤	吴茱萸、桂枝、当归、川芎、芍药、牡丹皮、人参、阿胶、麦冬、半夏、生姜、甘草	温经散寒祛瘀养血	冲任虚寒，瘀血阻滞证	月经不调，小腹冷痛，经有瘀块，时发烦热	妇科调经常用方
	生化汤	当归、桃仁、川芎、炮姜、炙甘草、黄酒、童便	化瘀生新温经止痛	产后血瘀腹痛	产后恶露不行，小腹冷痛	妇女产后常用方
	桂枝茯苓丸	桂枝、桃仁、牡丹皮、芍药、茯苓、白蜂蜜	活血化瘀缓消癥块	瘀阻胞宫证	下血色黑晦暗，腹痛拒按	瘀阻胞宫，妊娠胎动不安，漏下不止之常用方
	活络效灵丹	当归、丹参、乳香、没药	活血通络止痛	气血瘀滞	心腹疼痛，腿痛臂痛，跌打瘀肿，内外疮疡，癥瘕积聚	气血郁滞常用方

方名	组成	功用	主治	诊治要点	备注
小蓟饮子	<u>生地黄</u>、小蓟、藕节、蒲黄、滑石、淡竹叶、木通、栀子、当归、炙甘草	凉血止血利水通淋	血淋、尿血	尿中带血、小便频数、赤涩热痛，舌红，脉数	血淋、尿血属实热证之常用方
十灰散	<u>侧柏叶</u>、茜草、<u>大蓟</u>、<u>白茅根</u>、荷叶、<u>小蓟</u>、棕榈、栀子、大黄、牡丹皮	凉血止血	吐血咯血嗽血衄血	上部出血血色鲜红舌红脉数	热证出血证之常用方
咳血方	<u>青黛</u>、栀子、瓜蒌仁、蛤壳、诃子	清肝宁肺凉血止血	肝火犯肺之咳血	咳痰带血，胸胁作痛，舌红苔黄，脉弦数	肝火灼肺咳血证之常用方
槐花散	<u>槐花</u>、侧柏叶、枳壳、荆芥	清肠凉血疏风行气	肠风脏毒下血	血色鲜红，舌红，脉数	热证便血之常用方
黄土汤	<u>灶心土</u>、白术、附子、阿胶、黄芩、生地黄	温阳健脾养血止血	阳虚便血	血色暗淡，舌淡苔白，脉沉细无力	大便下血或妇女崩漏之常用方

理血剂

止血

第十七章

治风剂

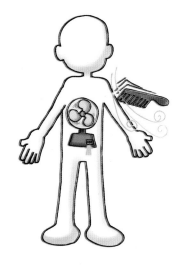

定义

凡以辛散祛风或息风止痉药物为主组成，具有疏散外风或平息内风作用，治疗风病的方剂，统称治风剂。

分类

※疏散外风　外风所致诸病

※平息内风　内风病证

注意点

1. 辨清风病属内、属外。

2. 应分别病邪的兼夹以及病情的虚实，除治风剂外，适当配伍祛寒、祛湿、清热、祛痰、活血祛瘀等药物，以切合病情。

3. 外风与内风间，两者可相互引发、相互同存，若遇此类错综复杂的证候，立法用方之时，应当分清主次，全面照顾。

《太平惠民和剂局方》

川芎茶调散

【以君药与制法命名】

祛风活血而止头痛　**川芎** 12　诸经头痛之要药
善治少阳、厥阴经头痛

薄荷 12 → 疏风止痛
清利头目 ← **荆芥** 12

善治太阳经头痛　**羌活** 6 → 疏风止痛 ← **白芷** 6　善治阳明经头痛

辛散上部风邪　**防风** 4.5　　**细辛** 3　散寒止痛
治少阴头痛

甘草 炙 6
益气和中
调和诸药

绿茶　上清头目
制约风药之
温燥升散

功　　用：疏风止痛。

主　　治：风邪头痛。

诊治要点：头痛，鼻塞，脉浮。

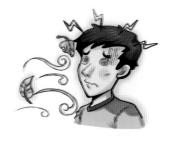

方歌

川芎茶调散荆防

辛芷薄荷甘草羌

目昏鼻塞风攻上

偏正头痛悉能康

///速记

薄荷老戒放枪穷仓细

治风剂

《素问病机气宜保命集》

大秦艽汤

【以君药与剂型命名。其言大者，表示用秦艽之佳或治风之范围广】

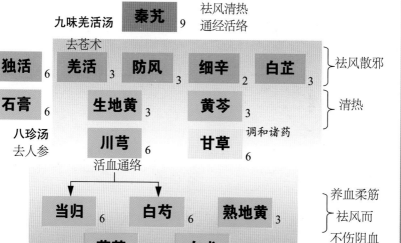

九味羌活汤　　秦艽　9　祛风清热　通经活络

去苍术

独活　6　羌活　3　防风　3　细辛　2　白芷　3　〕祛风散邪

石膏　6　生地黄　3　黄芩　3　〕清热

八珍汤　川芎　6　甘草　6　调和诸药
去人参

活血通络

当归　6　白芍　6　熟地黄　3　〕养血柔筋　祛风而　不伤阴血

茯苓　3　白术　3

益气健脾　化生气血

功　用：祛风清热，养血活血。

主　治：风邪初中经络证。

诊治要点：口眼㖞斜，舌强不语，
手足不能运动，
病程较短兼有表证。

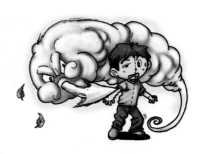

/// 速记

独娇黄子细强活
八珍少人乘风高升

治风剂

《通俗伤寒论》

羚角钩藤汤

【以君药与剂型命名】

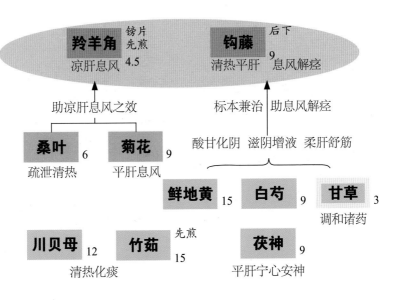

羚羊角 镑片先煎 4.5
凉肝息风

钩藤 后下 9 息风解痉
清热平肝

助凉肝息风之效　　　　标本兼治　助息风解痉

酸甘化阴　滋阴增液　柔肝舒筋

桑叶 6
疏泄清热

菊花 9
平肝息风

鲜地黄 15　　**白芍** 9　　**甘草** 3
　　　　　　　　　　　　　　　调和诸药

川贝母 12　　**竹茹** 先煎 15　　**茯神** 9
　　　　清热化痰　　　　　平肝宁心安神

功　　用：凉肝息风，增液舒筋。

主　　治：肝热生风证。

诊治要点：高热，手足抽搐，脉弦数。

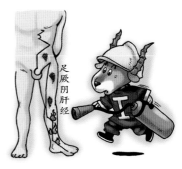

足厥阴肝经

方歌

俞氏羚羊钩藤汤

桑菊茯神鲜地黄

贝草竹茹同芍药

肝风内动急煎尝

///速记

领狗上草地，主妇少背菊

《医学衷中参西录》

镇肝息风汤

【以功效与剂型命名】

牛膝 30 　　引血下行
　　　　　　补益肝肾

龙骨 15　**牡蛎** 15　**龟甲** 15　**白芍** 15 ｝益阴潜阳
　　　　　　　　　　　　　　　　　　　　镇肝息风

代赭石 30 　　镇肝降逆

玄参 15　**天冬** 15 ｝滋阴清热
　　　　　　　　　　壮水涵木

茵陈 6　**麦芽** 6　**川楝子** 6 ｝清泄肝热
　　　　　↓　　　　　　　　　　疏肝理气
　　　　和胃调中

甘草 4.5 　　调和诸药

功　用：镇肝息风，滋阴潜阳。

主　治：类中风。

诊治要点：头目眩晕，脑部热痛，
　　　　　　面色如醉，心中烦热，脉弦长有力。

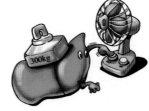

方歌

镇肝息风芍天冬

玄参牡蛎赭茵供

麦龟膝草龙川楝

肝风内动有奇功

/// 速记

天上元龙恋母龟
诚实国老喜说媒

治风剂

《杂病证治新义》

天麻钩藤饮

【以方中君药与剂型命名，微煎为饮服】

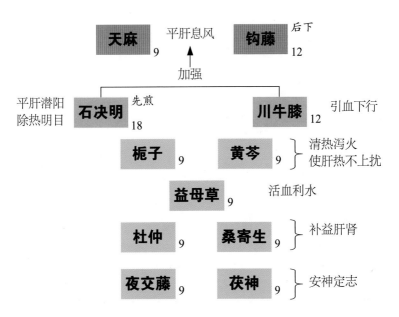

天麻 9 　平肝息风　**钩藤** 12 后下

↑ 加强

平肝潜阳
除热明目　**石决明** 先煎 18　　　**川牛膝** 12 引血下行

栀子 9　　　**黄芩** 9 } 清热泻火
使肝热不上扰

益母草 9 　活血利水

杜仲 9　　**桑寄生** 9 } 补益肝肾

夜交藤 9　　**茯神** 9 } 安神定志

功　用： 平肝息风，清热活血，补益肝肾。

主　治： 肝阳偏亢，肝风上扰。

诊治要点： 头痛，眩晕，失眠，
舌红苔黄，脉弦。

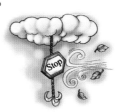

方歌

天麻钩藤石决明

杜仲牛膝桑寄生

栀子黄芩益母草

茯神夜交安神宁

/// 速记

杜甫寄宿黄山
夜见益母天钩戏决明

治风剂诊断寻方

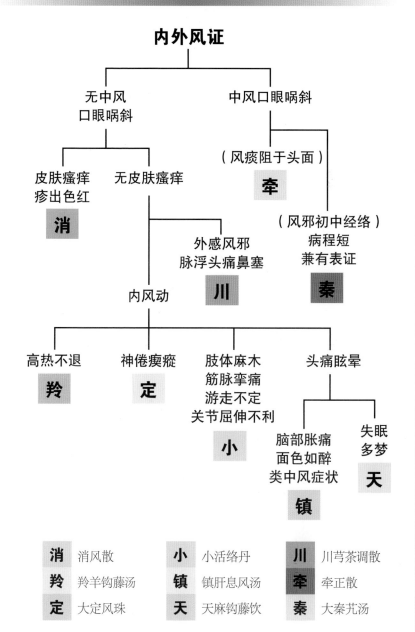

内外风证

无中风口眼㖞斜 | 中风口眼㖞斜

（风痰阻于头面）
牵

皮肤瘙痒疹出色红
消

无皮肤瘙痒

（风邪初中经络）
病程短兼有表证
秦

外感风邪脉浮头痛鼻塞
川

内风动

高热不退
羚

神倦瘈疭
定

肢体麻木筋脉挛痛游走不定关节屈伸不利
小

头痛眩晕

脑部胀痛面色如醉类中风症状
镇

失眠多梦
天

消 消风散	**小** 小活络丹	**川** 川芎茶调散
羚 羚羊钩藤汤	**镇** 镇肝息风汤	**牵** 牵正散
定 大定风珠	**天** 天麻钩藤饮	**秦** 大秦艽汤

治风剂小结

	方名	组成	功用	主治	诊治要点	备注
疏散外风	川芎茶调散	川芎、薄荷、荆芥、羌活、白芷、防风、细辛、炙甘草、绿茶	疏风止痛	风邪头痛	头痛，鼻塞，脉浮	风邪头痛之常用方
	大秦艽汤	秦艽、独活、羌活、防风、细辛、白芷、生地黄、石膏、黄芩、熟地黄、当归、白芍、茯苓、白术、川芎、炙甘草	祛风清热养血活血	风邪初中经络之证	口眼㖞斜，舌强不语，手足不能运动等，病程较短并兼有表证	风邪初中经络证之常用方
	独活寄生汤	独活、防风、秦艽、肉桂、细辛、桑寄生、杜仲、牛膝、川芎、当归、白芍、生地黄、人参、茯苓、甘草	祛风湿、止痹痛、益肝肾、补气血	痹证日久，肝肾两虚、气血不足证	腰膝冷痛，关节屈伸不利，心悸气短，舌淡苔白，脉细弱	痹证日久，腰膝疼痛之常用方
	小活络丹	制川乌、制草乌、制天南星、乳香、没药、地龙、黄酒	祛风除湿化痰通络活血止痛	风寒湿痹	肢体筋脉挛痛，关节屈伸不利，舌淡紫苔白	主痹证而偏于寒湿血瘀者

	方名	组成	功用	主治	诊治要点	备注
疏散外风	牵正散	白附子、僵蚕、全蝎	祛风化痰止痉	风中经络，口眼㖞斜	卒然口眼㖞斜，舌淡苔白	长于祛头面之风痰
	消风散	荆芥、防风、牛蒡子、蝉蜕、苍术、苦参、石膏、知母、当归、黑芝麻、生地黄、木通、甘草	疏风养血清热除湿	风疹湿疹	皮肤瘙痒，疹出色红，或遍身云片斑点	风疹、湿疹之常用方
平息内风	羚角钩藤汤	羚羊角、钩藤、桑叶、菊花、鲜地黄、白芍、甘草、川贝母、竹茹、茯神	凉血息风增液舒筋	肝热生风证	高热，手足抽搐，脉弦数	肝经热盛动风病证之常用方，清热息火风力强
	镇肝息风汤	牛膝、龙骨、牡蛎、龟甲、白芍、代赭石、玄参、天冬、茵陈、麦芽、川楝子、甘草	镇肝息风滋阴潜阳	类中风	头目眩晕，脑部胀痛，面色如醉，心中烦热，脉弦长有力	类中风之常用方剂

	方名	组成	功用	主治	诊治要点	备注
平息内风	天麻钩藤饮	天麻、钩藤、石决明、川牛膝、栀子、黄芩、益母草、杜仲、桑寄生、夜交藤、茯神	平肝息风清热活血补益肝肾	肝阳偏亢，肝风上扰证	头痛，眩晕，失眠，舌红苔黄，脉弦	平肝息风兼活血安神之剂
	大定风珠	鸡子黄、阿胶、白芍、生地黄、麦冬、龟甲、鳖甲、黑芝麻、牡蛎、五味子、炙甘草	滋阴息风	阴虚动风证	神倦瘛疭，脉虚弱，舌绛苔少	滋阴息风常用方

第十八章

治燥剂

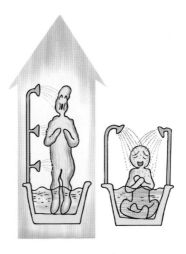

定义

凡以轻宣辛散或甘凉滋润的药物为主组成，具有轻宣外燥或滋阴润燥等作用，治疗燥证的方剂，统称治燥剂。

分类

※轻宣外燥　外感凉燥或温燥之证
※滋阴润燥　脏腑津伤液耗的内燥证

注意点

1. 先要辨清病是内、外、凉、温、上焦、中焦，还是下焦之燥，以及其交互关系。
2. 燥邪最易化热，伤津耗气，故治燥剂除以轻宣或滋润药物为主，适当时还需配伍清热泻火或益气生津之品。
3. 辛香耗津、苦寒化燥之品，均非燥病所宜。

《温病条辨》

杏苏散

【以君药与剂型命名】

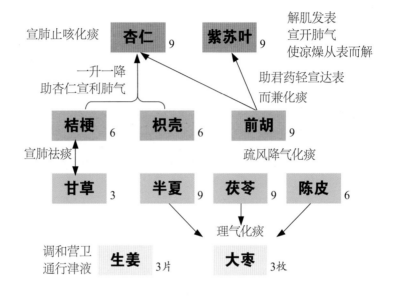

宣肺止咳化痰　**杏仁** 9　　**紫苏叶** 9　解肌发表
宣开肺气
使凉燥从表而解

一升一降
助杏仁宣利肺气

助君药轻宣达表
而兼化痰

桔梗 6　　**枳壳** 6　　**前胡** 9

宣肺祛痰　　　　　　　　疏风降气化痰

甘草 3　　**半夏** 9　　**茯苓**　　**陈皮** 6

理气化痰

调和营卫
通行津液　**生姜** 3片　　**大枣** 3枚

功　　用：轻宣凉燥，理肺化痰。

主　　治：外感凉燥证。

诊治要点：恶寒无汗，咳嗽稀痰，
咽干，苔白，脉弦。

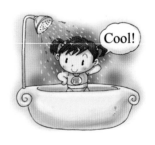

Cool!

方歌

杏苏散内夏陈前

枳桔苓草姜枣研

轻宣温润治凉燥

咳止痰化病自痊

/// 速记

苏杏姐将找二陈支钱

《重楼玉钥》

养阴清肺汤

【以功效与剂型命名】

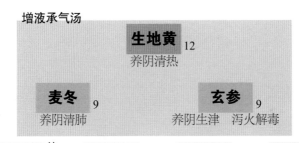

增液承气汤

生地黄 12
养阴清热

麦冬 9
养阴清肺

玄参 9
养阴生津　泻火解毒

白芍 炒 5
益阴养血

川贝母 5
润肺化痰
清热散结

薄荷 3
辛凉而散
疏表利咽

牡丹皮 5
清热凉血
清肿

甘草 3
泻火解毒
调和诸药

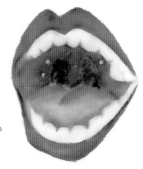

功　　用：养阴清肺，解毒利咽。

主　　治：白喉。

诊治要点：喉间起白如腐不易拭去，
　　　　　咽喉肿痛，鼻干唇燥，脉数。

方歌

养阴清肺是妙方

玄参草芍麦地黄

薄荷贝母丹皮入

时疫白喉急煎尝

/// **速记**

杨阴清非卖薄荷梢，
选贝母弟担草

治燥剂

《金匮要略》

麦门冬汤

【以君药与剂型命名】

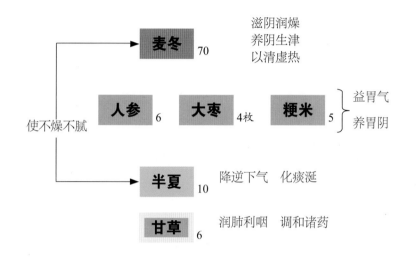

麦冬 70　　滋阴润燥
养阴生津
以清虚热

人参 6　　**大枣** 4枚　　**粳米** 5　益胃气
养胃阴

使不燥不腻

半夏 10　　降逆下气　化痰涎

甘草 6　　润肺利咽　调和诸药

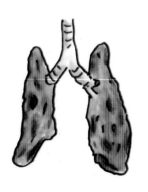

功　　用：润肺益胃，降逆下气。

主　　治：肺痿。

诊治要点：咳唾涎沫，短气喘促，
舌干红少苔，脉虚数。

方歌

麦门冬汤用人参
枣草粳米半夏存
肺痿咳逆因虚火
益胃生津此方珍

/// 速记

干净人冬夏洗澡

治燥剂诊断寻方

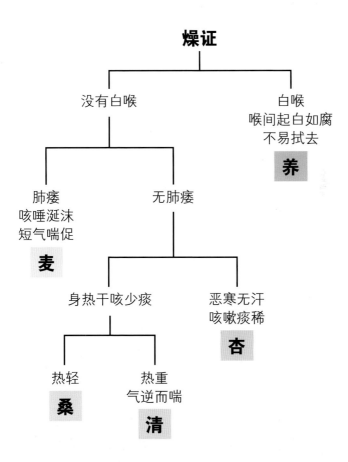

燥证

没有白喉

白喉
喉间起白如腐
不易拭去
养

肺痿
咳唾涎沫
短气喘促
麦

无肺痿

身热干咳少痰

恶寒无汗
咳嗽痰稀
杏

热轻
桑

热重
气逆而喘
清

麦 麦门冬汤　　**杏** 杏苏散

桑 桑杏汤　　**养** 养阴清肺汤

清 清燥救肺汤

治燥剂小结

	方名	组成	功用	主治	诊治要点	备注
清宣润燥	杏苏散	杏仁、苏叶、桔梗、枳壳、前胡、甘草、半夏、茯苓、陈皮、生姜、大枣	轻宣凉燥理肺化痰	外感凉燥证	恶寒无汗，咳嗽稀痰，咽干，苔白，脉弦	治疗凉燥证之代表方
	桑杏汤	桑叶、杏仁、北沙参、川贝母、淡豆豉、栀子、梨皮	轻宣温燥	外感温燥，头痛证	头痛，身微热，干咳无痰，或痰少而黏，舌红苔白，右脉数大	治疗温燥外袭，肺津受灼轻证之常用方
	清燥救肺汤	桑叶、石膏、麦冬、人参、黑芝麻、阿胶、杏仁、枇杷叶、甘草	清燥润肺	温燥伤肺	身热，干咳少痰，气逆而喘，舌红少苔，脉虚大而数	治疗燥热伤肺重证之主方
滋阴润燥	养阴清肺汤	生地黄、麦冬、玄参、炒白芍、川贝母、薄荷、牡丹皮、甘草	养阴清肺解毒利咽	白喉	喉间起白如腐，不易拭去，咽喉肿痛，鼻干唇燥，脉数	治疗白喉之常用方
	麦门冬汤	麦冬、人参、甘草、粳米、大枣、半夏	润肺益胃降逆下气	肺痿	咳唾涎沫，短气喘促，舌干红少苔，脉虚数	治疗肺痿之主方

第十九章

祛湿剂

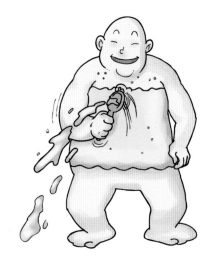

定义

凡以祛湿药物为主组成，具有化湿行水，通淋泄浊作用，治疗水湿病证的一类方剂，统称祛湿剂。

分类

※化湿和胃　湿浊内阻、脾胃失和

※清热祛湿　湿热外感、湿热内盛及湿热下注

※利水渗湿　水湿壅盛

※温化水湿　阳虚不能化水、湿从寒化

注意点

祛湿剂多由芳香温燥或甘淡渗利之药组成，易于耗气伤津，故对素体阳虚津亏，病后体弱，以及孕妇等，均应慎用。

藿香正气散

《太平惠民和剂局方》

【以君药与功效命名】

祛湿剂

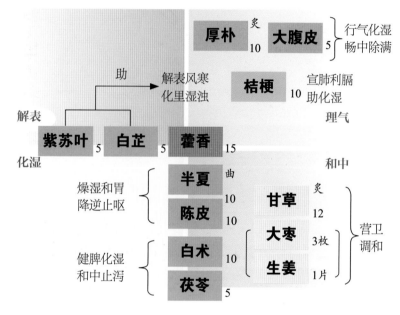

厚朴 炙 10　大腹皮 5 } 行气化湿 畅中除满

助 → 解表风寒 化里湿浊

桔梗 10 宣肺利膈 助化湿

解表　理气

化湿　紫苏叶 5　白芷 5　藿香 15

和中

燥湿和胃 降逆止呕 { 半夏 曲 10 / 陈皮 10 }

甘草 炙 12

大枣 3枚

生姜 1片 } 营卫调和

健脾化湿 和中止泻 { 白术 10 / 茯苓 5 }

功　用：解表化湿，理气和中。

主　治：外感风寒，内伤湿滞。

诊治要点：恶寒发热，上吐下泻，
　　　　　舌苔白。

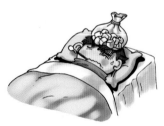

方歌

藿香正气大腹苏

甘桔陈苓厚朴术

夏曲白芷加姜枣

风寒暑湿并能除

/// 速记

二陈姐想找江苏白蜘蛛
补大腹皮

《太平惠民和剂局方》

平胃散

【以功效与剂型命名】

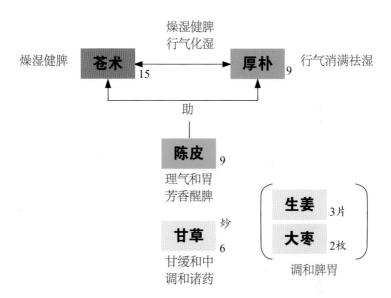

燥湿健脾 **苍术** 15 ←→ **厚朴** 9 行气消满祛湿

燥湿健脾
行气化湿

助

陈皮 9

理气和胃
芳香醒脾

甘草 炒 6

甘缓和中
调和诸药

生姜 3片
大枣 2枚

调和脾胃

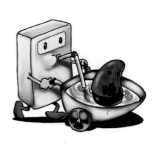

功　　用：燥湿运脾，行气和胃。

主　　治：湿滞脾胃证。

诊治要点：脘腹胀满，舌苔厚腻。

方歌

平胃散用朴陈皮

苍术甘草姜枣齐

燥湿运脾除胀满

调胃和中此方宜

/// 速记

苍术皮老厚

祛湿剂

《伤寒论》

茵陈蒿汤

【以君药与剂型命名】

清热利湿退黄

茵陈 18

利湿泄热
通利二便
黄疸自退

栀子 9
清热降火
通利三焦

大黄 6
泄热逐瘀通便

功　用：清热利湿退黄。

主　治：湿热黄疸。

诊治要点：一身面目俱黄，黄色鲜明，
舌苔黄腻，脉沉数。

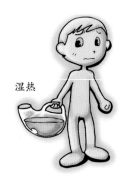

湿热

方歌

茵陈蒿汤治阳黄

栀子大黄组成方

栀子柏皮加甘草

茵陈四逆治阴黄

/// **速记**

黄山好

《太平惠民和剂局方》

八正散

【本方共用八味药，驱邪匡正，故名】

祛湿剂

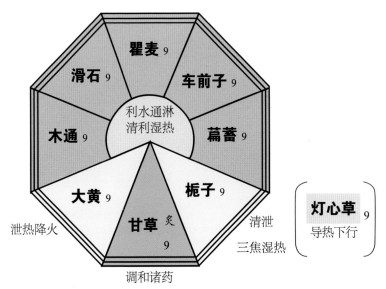

滑石 9
瞿麦 9
车前子 9
木通 9
萹蓄 9
利水通淋
清利湿热
大黄 9
栀子 9
甘草 炙 9

泄热降火

清泄
三焦湿热

调和诸药
止茎中痛

灯心草 9
导热下行

功　用：清热泻火，利水通淋。

主　治：湿热淋证。

诊治要点：尿频尿急，溺时涩痛，
舌苔黄腻，脉数。

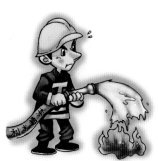

八正木通与车前

萹蓄大黄栀滑研

甘草瞿麦灯心草

湿热诸淋宜服煎

/// 速记

六一聚黄山等车通宿

祛湿剂

《伤寒论》

五苓散

【本方由五味药组成，以"令"水行，故名】

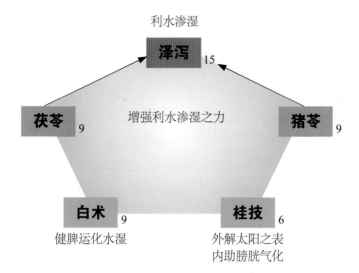

利水渗湿

泽泻 15

茯苓 9　增强利水渗湿之力　猪苓 9

白术 9　　　桂枝 6

健脾运化水湿　　外解太阳之表
　　　　　　　　内助膀胱气化

功　　用：利水渗湿，温阳化气。

主　　治：蓄水证，水湿内停，痰饮。

诊治要点：小便不利，舌苔白，
　　　　　脉浮或缓。

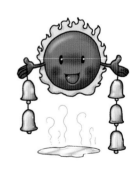

方歌

五苓散治太阳腑

白术泽泻猪苓茯

桂枝化气兼解表

小便通利水饮逐

/// 速记

吾令贵侄择白猪

《伤寒论》

猪苓汤

【以君药及剂型命名】

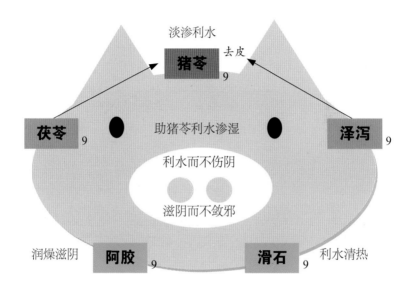

淡渗利水

猪苓 9 去皮

茯苓 9 ● 助猪苓利水渗湿 ● **泽泻** 9

利水而不伤阴

滋阴而不敛邪

润燥滋阴 **阿胶** 9 **滑石** 9 利水清热

功　用： 利水清热养阴。

主　治： 水热互结证。

诊治要点： 小便不利，口渴，
身热，舌红，脉细数。

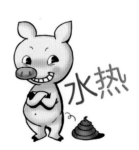

水热

方歌

猪苓汤内有茯苓

泽泻滑石阿胶并

小便不利兼烦渴

利水滋阴热亦平

/// **速记**

猪苓腹泻滑一跤

祛湿剂

《金匮要略》

苓桂术甘汤

【以组成之药物和剂型命名】

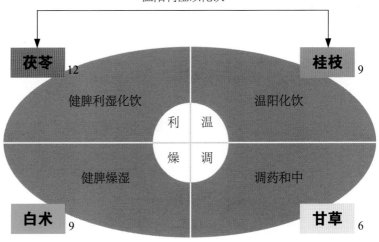

温阳利湿以化饮

茯苓 12   **桂枝** 9

健脾利湿化饮   温阳化饮

利　温
燥　调

健脾燥湿   调药和中

白术 9   **甘草** 6

功　用：温阳化饮，健脾利湿。

主　治：痰饮。

诊治要点：胸胁支满，目眩心悸，
舌苔白滑。

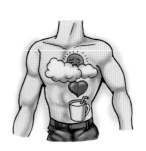

方歌

苓桂术甘化饮剂

温阳化饮又健脾

饮邪上逆胸胁满

水饮下行悸眩去

/// 速记

如方名

祛湿剂

《伤寒论》

真武汤

【真武者，北方司水之神也。本方具有温阳利水之功，故名】

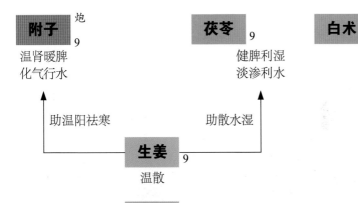

附子 炮 9
温肾暖脾
化气行水

茯苓 9
健脾利湿
淡渗利水

白术 6

助温阳祛寒

助散水湿

生姜 9
温散

白芍 9
利尿行水
柔肝止痛
敛阴舒筋

功　　用：温阳利水。

主　　治：脾肾阳虚，水气内停证，
　　　　　阳虚水泛证。

诊治要点：小便不利，肢体沉重或浮肿，
　　　　　苔白脉沉。

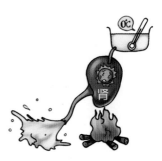

方歌

真武汤壮肾中阳

茯苓术芍附生姜

少阴腹痛寒水聚

悸眩瞤惕速煎尝

/// **速记**

珠江少妇灵

祛湿剂

《重订严氏济生方》

实脾散

【本方根据"土实则水治"的原则组方，以功效与剂型命名】

温阳健脾　　　　行气利水

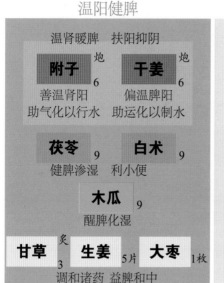

温肾暖脾　扶阳抑阴

附子 炮 6
善温肾阳
助气化以行水

干姜 炮 6
偏温脾阳
助运化以制水

茯苓 9　**白术** 9
健脾渗湿　利小便

木瓜 9
醒脾化湿

甘草 炙 3　**生姜** 5片　**大枣** 1枚
调和诸药　益脾和中

（气行则湿化　气顺则胀消）

厚朴 姜制 6
草果 6
木香 6
槟榔 6

行气导滞
化湿行水

功　　用：温阳健脾，行气利水。

主　　治：阳虚水肿。

诊治要点：身半以下肿甚，胸腹胀满，
　　　　　舌淡苔腻，脉沉弦而迟。

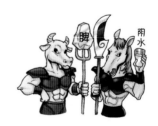

方歌

实脾苓术与木瓜
甘草木香大腹加
草果姜附兼厚朴
虚寒阴水效堪夸

 速记

二佛煮老姜
瓜果扑鼻香

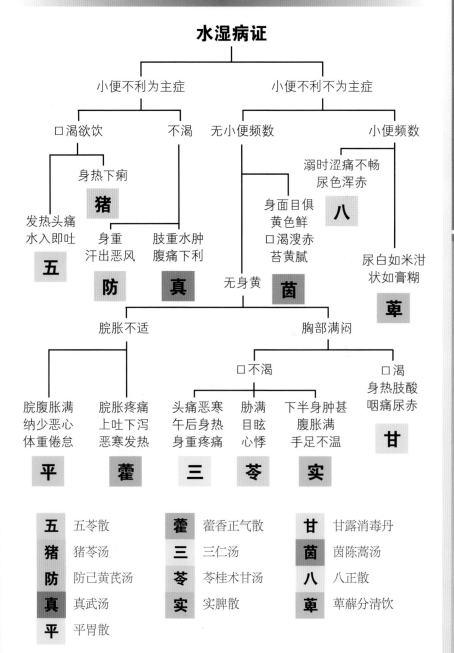

祛湿剂诊断寻方

水湿病证

小便不利为主症

- □渴欲饮
  - 发热头痛 水入即吐
    - **五**
  - 身热下痢
    - **猪**
    - 身重 汗出恶风
      - **防**
    - 肢重水肿 腹痛下利
      - **真**

小便不利不为主症

- 无小便频数
  - 身面目俱 黄色鲜 □渴溲赤 苔黄腻
    - 无身黄 **茵**
- 小便频数
  - 溺时涩痛不畅 尿色浑赤
    - **八**
  - 尿白如米泔 状如膏糊
    - **萆**

- 脘胀不适
  - 脘腹胀满 纳少恶心 体重倦怠
    - **平**
  - 脘胀疼痛 上吐下泻 恶寒发热
    - **藿**

- 胸部满闷
  - □不渴
    - 头痛恶寒 午后身热 身重疼痛
      - **三**
    - 胁满 目眩 心悸
      - **苓**
    - 下半身肿甚 腹胀满 手足不温
      - **实**
  - □渴 身热肢酸 咽痛尿赤
    - **甘**

五 五苓散	**藿** 藿香正气散	**甘** 甘露消毒丹
猪 猪苓汤	**三** 三仁汤	**茵** 茵陈蒿汤
防 防己黄芪汤	**苓** 苓桂术甘汤	**八** 八正散
真 真武汤	**实** 实脾散	**萆** 萆薢分清饮
平 平胃散		

祛湿剂小结

	方名	组成	功用	主治	诊治要点	备注
化湿和胃	藿香正气散	<u>藿香</u>、厚朴、大腹皮、桔梗、紫苏、白芷、半夏曲、陈皮、白术、茯苓、炙甘草、生姜、大枣	解表化湿理气和中	外感风寒，内伤湿滞证	恶寒发热，上吐下泻，舌苔白	风寒霍乱之常用方
	平胃散	<u>苍术</u>、厚朴、陈皮、炙甘草、生姜、大枣	燥湿运脾行气和胃	湿滞脾胃证	脘腹胀满，舌苔厚腻	湿滞脾胃证
清热祛湿	茵陈蒿汤	<u>茵陈</u>、栀子、大黄	清热利湿退黄	湿热黄疸	一身面目俱黄，黄色鲜明，舌苔黄腻，脉沉数	治疗阳黄之常用方
	八正散	<u>木通</u>、滑石、瞿麦、车前子、萹蓄、栀子、炙甘草、大黄、灯心草	清热泻火利水通淋	湿热淋证	尿频尿急，溺时涩痛，舌苔黄腻，脉数	治疗热淋之常用方
	三仁汤	杏仁、豆蔻、薏苡仁、滑石、通草、淡竹叶、厚朴、半夏	宣畅气机清利湿热	湿温初起及暑温夹湿	头痛恶寒，身重疼痛，午后身热，苔白不渴	湿重于热之主要方

	方名	组成	功用	主治	诊治要点	备注
清热祛湿	甘露消毒丹	滑石、黄芩、茵陈、石菖蒲、川贝母、木通、藿香、连翘、薄荷、射干、豆蔻	利湿化浊清热解毒	湿温时疫	身热肢酸，口渴尿赤，或咽痛身黄，舌苔白腻或微黄	夏令暑湿季节之常用方
	连朴饮	芦根、制厚朴、黄连、石菖蒲、制半夏、淡豆豉、栀子	清热化湿理气和中	湿热霍乱	吐泻烦闷，小便短赤，舌苔黄腻，脉滑数	湿热霍乱之主方
利水渗湿	五苓散	泽泻、茯苓、猪苓、白术、桂枝	利水渗湿温阳化气	蓄水证，水湿内停，痰饮	小便不利，舌苔白，脉浮或缓	利水之主方
	猪苓汤	猪苓、茯苓、泽泻、阿胶、滑石	利水清热养阴	水热互结证	小便不利，口渴，身热，舌红，脉细数	利水兼清热养阴之方
	防己黄芪汤	防己、黄芪、甘草、白术、生姜、大枣	益气祛风健脾利水	风水或风湿	汗出恶风，小便不利，苔白脉浮	治疗风水或风湿属表虚证之常用方
温水化湿	苓桂术甘汤	茯苓、桂枝、白术、甘草	温阳化饮健脾利湿	痰饮	胸胁支满，目眩心悸，舌苔白滑	治疗痰饮之主要方

	方名	组成	功用	主治	诊治要点	备注
温化水湿	真武汤	炮附子、茯苓、白术、生姜、白芍	温阳利水	脾肾阳虚，水气内停，阳虚水泛证	小便不利，肢体沉重或浮肿，苔白脉沉	温阳利水之名方
	实脾散	炮附子、干姜、厚朴、白术、木瓜、木香、草果、槟榔、茯苓、炙甘草	温阳健脾，行气利水	阳虚水肿	身半以下肿甚，胸腹胀满，舌淡苔腻，脉沉弦而迟	治疗阴水之主要方
祛湿化浊	萆薢分清饮	萆薢、石菖蒲、益智仁、乌药、盐	温暖下元，利湿化浊	虚寒白浊	小便混浊而频数，舌淡苔白，脉沉	寒湿白浊之常用方

第二十章

祛痰剂

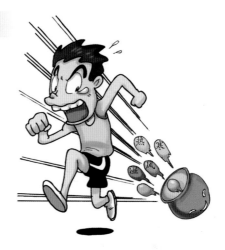

定义

凡以祛痰药为主组成，具有清除痰饮作用，治疗各种痰病的方剂，统称祛痰剂。

分类

※燥湿化痰　湿痰证
※清热化痰　热痰证
※润燥化痰　燥痰证
※温化寒痰　寒痰证
※化痰息风　内风夹痰证

注意点

1. 辨清痰证之寒热燥湿性质，分别标本缓急。

2. 有咳血倾向者，不宜用燥烈之剂，以免引起大量咯血。

3. 表邪未解或痰多者，慎用滋润之品，以防壅滞留邪，病久不愈。

祛痰剂

《太平惠民和剂局方》

二陈汤

【主药陈皮、半夏贵其陈久，则少燥散之性，故名二陈】

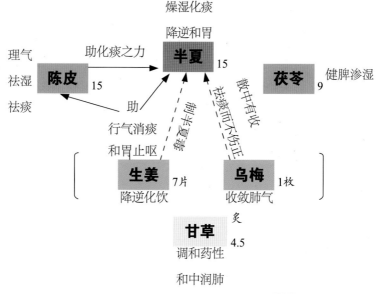

燥湿化痰
降逆和胃
半夏 15

理气
祛湿
祛痰
陈皮 15

助化痰之力

茯苓 9 健脾渗湿

散中有收

祛痰而不伤正

助

行气消痰
和胃止呕

制半夏之烈

生姜 7片
降逆化饮

乌梅 1枚
收敛肺气

甘草 炙 4.5
调和药性
和中润肺

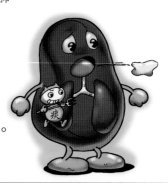

功　　用：燥湿化痰，理气和中。

主　　治：湿痰咳嗽。

诊治要点：咳嗽痰多易咯，
舌苔白腻或白润，脉缓滑。

方歌

二陈汤用半夏陈

苓草梅姜一并存

理气和中兼燥湿

湿痰为患此方珍

///速记

夏令将草拌红梅

《三因极一病证方论》

温胆汤

【以功效与剂型命名】

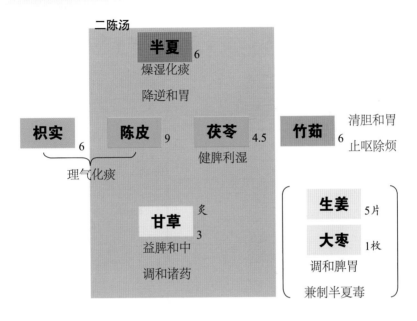

二陈汤

半夏 6
燥湿化痰
降逆和胃

枳实 6　**陈皮** 9　**茯苓** 4.5　　**竹茹** 6　清胆和胃 止呕除烦

理气化痰

健脾利湿

甘草 炙 3
益脾和中
调和诸药

生姜 5片
大枣 1枚
调和脾胃
兼制半夏毒

功　　用：理气化痰，清胆和胃。

主　　治：胆胃不和，痰热内扰证。

诊治要点：舌苔白腻微黄，
　　　　　脉弦滑或略数。

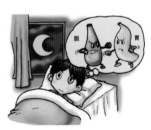

方歌

温胆汤中苓半草

枳竹陈皮加姜枣

虚烦不眠证多端

此系胆虚痰热扰

/// 速记

温胆指示二臣将找竹茹

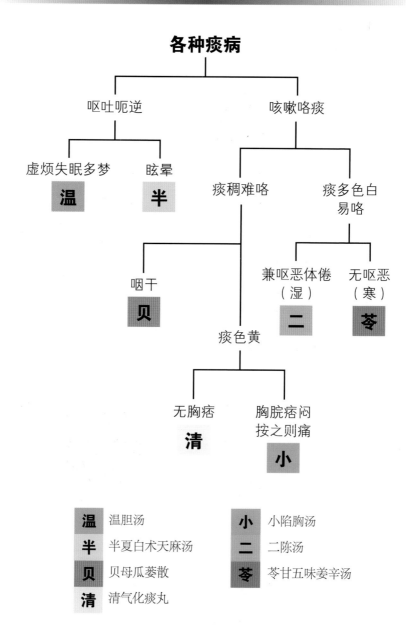

祛痰剂诊断寻方

各种痰病

- 呕吐呃逆
  - 虚烦失眠多梦 **温**
  - 眩晕 **半**
- 咳嗽咯痰
  - 痰稠难咯
    - 咽干 **贝**
    - 痰色黄
      - 无胸痞 **清**
      - 胸脘痞闷按之则痛 **小**
  - 痰多色白易咯
    - 兼呕恶体倦（湿）**二**
    - 无呕恶（寒）**苓**

温 温胆汤		**小** 小陷胸汤
半 半夏白术天麻汤		**二** 二陈汤
贝 贝母瓜蒌散		**苓** 苓甘五味姜辛汤
清 清气化痰丸		

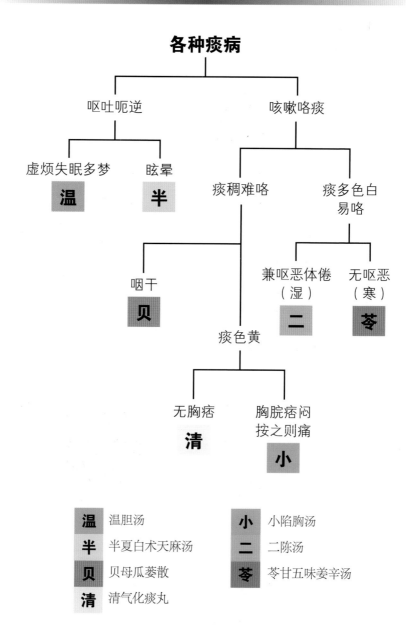

祛痰剂

祛痰剂小结

	方名	组成	功用	主治	诊治要点	备注
燥湿化痰	二陈汤	半夏、陈皮、茯苓、生姜、乌梅、炙甘草	燥湿化痰理气和中	湿痰咳嗽	咳嗽痰多易咯，舌苔白腻或白润，脉缓滑	痰湿之基础方
	温胆汤	半夏、竹茹、枳实、陈皮、茯苓、炙甘草、生姜、大枣	理气化痰清胆和胃	胆胃不和，痰热内扰证	舌苔腻微黄，脉弦滑或略数	理气化痰湿热常用方，主虚烦不眠
清热化痰	清气化痰丸	胆南星、黄芩、瓜蒌仁、杏仁、制半夏、陈皮、茯苓、枳实	清热化痰理气止咳	痰热咳嗽	咳嗽痰稠色黄，苔黄，脉数	热痰之常用方
	小陷胸汤	瓜蒌、黄连、半夏	清热化痰宽胸散结	痰热互结证	胸脘痞闷，按之则痛，舌苔黄腻，脉滑数	痰热互结之常用方
润燥化痰	贝母瓜蒌散	川贝母、瓜蒌、天花粉、茯苓、陈皮、桔梗	润肺清热理气化痰	燥痰咳嗽	咯痰难出，咽喉干燥，苔白而干	润肺化痰常用方
温化寒痰	苓甘五味姜辛汤	干姜、细辛、茯苓、五味子、甘草	温肺化饮	寒饮咳嗽	咳嗽痰稀色白，舌苔白滑	寒痰之常用方
化痰息风	半夏白术天麻汤	半夏、天麻、白术、茯苓、陈皮、甘草	燥湿化痰平肝息风	风痰上扰证	眩晕，呕恶，舌苔白腻	风痰眩晕常用方

祛痰剂

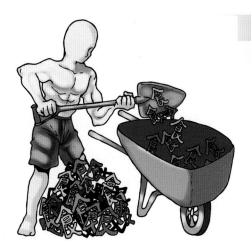

第二十一章

消食剂

定义

凡以消食药为主组成，具有消食健脾、除痞化积等作用，可以治疗食积停滞的方剂，统称消食剂。

分类

※消食化滞　食积内停

※健脾消食　脾胃虚弱兼食积内停

注意点

1. 消食剂与泻下剂，一为缓消，一为攻逐，两者应用不可混淆，以免病重药轻或病轻药重。

2. 消食剂亦属于攻伐之品，不宜长期使用，纯虚无实者亦禁用。

《丹溪心法》

保和丸

【本方虽由消导药物为主组成，但作用平和，故名"保和"】

山楂 18　　消一切食积
（肉食油腻之积）

神曲 6　　消食健脾
（酒食陈腐之积）

莱菔子 6　　下气消食
（谷面之积）

半夏 9　　**陈皮** 6 ｝行气化滞
和胃止呕

茯苓 9　　渗湿健脾

连翘 6　　清热散结

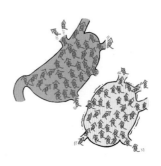

功　　用：消食和胃。

主　　治：食积。

诊治要点：脘腹胀满，嗳腐厌食，
苔厚腻，脉滑。

方歌

保和神曲与山楂

陈翘莱菔苓半夏

消食化滞和胃气

煎服亦可加麦芽

/// 速记

神父下山敲陈锣

消食剂诊断寻方

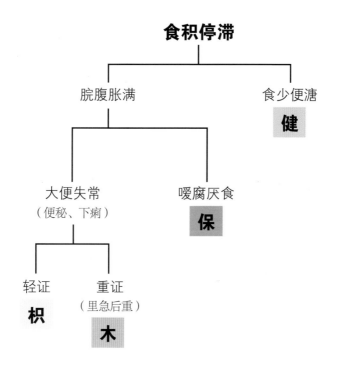

食积停滞

- 脘腹胀满
  - 大便失常
    （便秘、下痢）
    - 轻证 **枳**
    - 重证
      （里急后重）
      木
  - 嗳腐厌食 **保**
- 食少便溏 **健**

枳	枳实导滞丸	**保**	保和丸
木	木香槟榔丸	**健**	健脾丸

消食剂小结

方名	组成	功用	主治	诊治要点	备注
保和丸	山楂、神曲、莱菔子、半夏、陈皮、茯苓、连翘	消食和胃	食积	脘腹胀满，嗳腐厌食，苔厚腻，脉滑	食积通用方
枳实导滞丸	大黄、枳实、神曲、黄芩、黄连、泽泻、茯苓、白术	消食导滞清热祛湿	湿热食积	脘腹胀满，大便失常，苔黄腻，脉沉有力	消法与下法之剂
木香槟榔丸	木香、槟榔、大黄、牵牛子、香附、青皮、陈皮、莪术、黄连、黄柏	行气导滞攻积泄热	痢疾、食积	脘腹胀痛，便秘或下痢里急后重，苔黄腻，脉沉实	湿热食积重证常用方
健脾丸	人参、白术、茯苓、甘草、陈皮、砂仁、木香、黄连、麦芽、山楂、神曲、山药、肉豆蔻	健脾和胃消食止泻	脾虚停食证	脘腹痞闷，食少难消，大便溏薄，苔腻微黄，脉虚弱	脾虚食滞腹泻之常用方

消食剂 / 健脾消食 (列标)

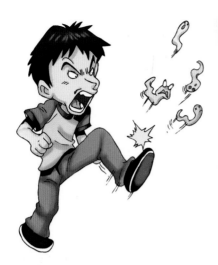

第二十二章

驱虫剂

定义

凡以驱虫药物为主组成，具有驱虫或杀虫等作用，可以治疗人体寄生虫病的方剂，统称驱虫剂。

分类

※根据治疗人体寄生虫病的种类如蛔虫、蛲虫等而加以区分。亦可根据虫证的寒热加以分类，以决定祛寒药或清热药的配伍选用。

注意点

1. 空腹服用，忌油腻。

2. 注意掌握剂量，有些驱虫药含有毒性，易伤正气，甚或中毒。

3. 有些驱虫药具有攻伐之力，对年老体弱者以及孕妇要慎用。

4. 服驱虫药后，要注意调理脾胃，以善其后。

《伤寒论》

乌梅丸

【以君药与剂型命名】

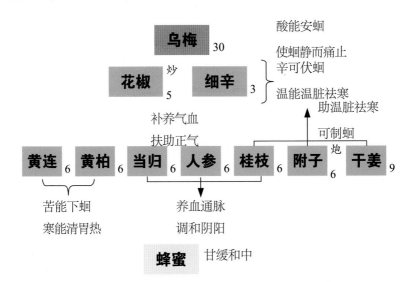

乌梅 30 — 酸能安蛔

花椒 炒 5   细辛 3
使蛔静而痛止
辛可伏蛔
温能温脏祛寒
助温脏祛寒

补养气血
扶助正气

可制蛔

黄连 6 黄柏 6 当归 6 人参 6 桂枝 6 附子 炮 6 干姜 9

苦能下蛔
寒能清胃热

养血通脉
调和阴阳

蜂蜜 甘缓和中

驱虫剂

功　　用：温脏安蛔。

主　　治：蛔厥证，久痢久泻。

诊治要点：腹痛时作，烦闷呕吐，
　　　　　常自吐蛔，手足厥冷。

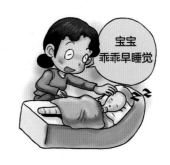

宝宝
乖乖早睡觉

方歌

乌梅丸用细辛桂

黄连黄柏及当归

人参椒姜加附子

清上温下又安蛔

/// 速记

富贵新疆人
数着白脸美

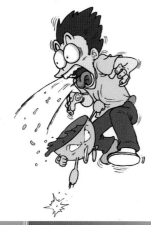

第二十三章

涌吐剂

定义

凡以涌吐药物为主组成，具有涌吐痰涎、宿食、毒物等作用，治疗痰厥、食积、误食毒物的方剂，统称为涌吐剂。

分类

※吐法

注意点

1. 涌吐剂作用迅猛，易伤胃气，应中病即止，年老体弱、孕妇、产后均宜慎用。

2. 服后呕吐不止者，可服姜汁少许，或服用冷粥，冷开水以止之。倘吐仍不止，则应根据所服吐药的不同而进行解救。如服瓜蒂散而吐不止者，可服麝香0.03～0.06 g，或丁香末0.3～0.6 g解之；服三圣散而吐不止者，可用葱白煎汤解之。

3. 若吐后气逆不止，宜予和胃降逆之剂以止之。

4. 药后不吐者，则应助其涌吐，常以翎毛或手指探喉，亦可多饮开水，以助其吐。

5. 服药得吐后，须令病人避风，以防吐后体虚而患外感。并要注意调理脾胃，食以稀粥自养，切勿骤进油腻及不易消化之食物，以免重伤胃气。

《伤寒论》

瓜蒂散

【以君药与剂型命名】

 瓜蒂 1 涌吐痰涎宿食

相须相益

增强催吐之力

 赤小豆 1 祛湿除烦满

淡豆豉 8

安中护胃

宣解胸中邪气

功　　用：涌吐痰涎宿食。

主　　治：痰涎宿食，壅滞胸脘证。

诊治要点：胸脘痞硬，烦懊不安，

气上冲咽喉不得息，

或误食毒物仍在胃中。

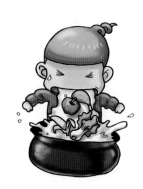

涌吐剂

方歌

瓜蒂散中赤豆研

香豉一合调为散

痰涎宿食壅胸脘

治在开关涌痰涎

/// **速记**

赤小豆吃瓜蒂

驱虫剂及涌吐剂小结

	方名	组成	功用	主治	诊治要点	备注
驱虫剂	乌梅丸	乌梅、花椒、细辛、黄连、黄柏、当归、人参、桂枝、炮附子、干姜、蜂蜜	温脏安蛔	蛔厥证、久泻久痢	腹痛时作，烦闷呕吐，常自吐蛔，手足厥冷	蛔厥证之常用方
涌吐剂	瓜蒂散	瓜蒂、赤小豆、淡豆豉	涌吐痰涎宿食	痰涎宿食，壅滞胸脘证	胸脘痞硬，烦懊不安，气上冲咽喉不得息，或误食毒物仍在胃中	涌吐法之首要方

附录 方剂中文笔画索引